發炎的關鍵

腸漏

不舒服卻怎樣也找不出確切病因？小心是腸漏！

吳佳鴻醫師——著

推薦序

落實預防保健，顧腸才能顧本

中華民國醫師公會全國聯合會理事長　邱泰源教授

日前臺大公衛學院公布了一項與國民健康署合作的調查報告，指出國人死亡的危險因子排行榜依序為：高血糖、吸菸、高血壓、空汙PM2.5、不健康的飲食習慣、肥胖、缺乏運動、飲酒、B型與C型肝炎、高血脂、嚼食檳榔等，明顯可見，絕大多數的危險因子都跟後天的生活形態、飲食行為和環境因子相關。

臺灣的全民健保制度提供了便宜有效率的醫療環境，但如今臺灣社會面臨慢性疾病盛行、高齡少子化趨勢、不斷高漲的醫療費用等嚴峻挑戰，也是不爭的事實。

想要提升健康與生活品質、節省醫療成本，落實世界衛生組織所提倡的預防醫學，促進健康、預防保健將是必然趨勢，而全人整合式的健康照護模式（Holistic Health

Care）更是關鍵。

相較於全民健保每年約六千億的經費，政府投入於預防保健的費用的確有待加強。民眾也應認識並且重視生活形態對健康所造成的影響，與專業醫護人員配合，提升自主健康管理的能力，如此方能有效對抗慢性疾病、促進健康、避免不必要的醫療花費，達到健保永續、政府－醫護－民眾三贏的局面。

作者吳佳鴻醫師在臺人醫學系就讀時，就是一位關心病人的好學生，也在我擔任臺大醫院家醫部主任期間，接受了完整扎實的家庭醫學訓練，深刻了解預防醫學、全人照護的重要性。此次他融合功能醫學、預防醫學和營養醫學的觀念，以實證醫學為基礎，引用大量近期醫學文獻，教導民眾腸道健康的重要性、腸道在發炎疾病中所扮演的重要角色，並提出改善生活形態的具體建議，這在現今慢性疾病盛行之際，對民眾來說是一本相當實用的衛教書籍，相信定能協助更多民眾重拾健康。

期待全民一同努力，你我皆能免於慢性疾病之苦，邁向身心靈之完全健康。在此誠摯推薦這本書！

推薦序

以全人醫療為基石，遠離慢性病

臺大醫院家庭醫學部主任　蔡兆勳副教授

拜讀吳佳鴻醫師的大作《腸漏，發炎的關鍵》，深深佩服他以扎實的家庭醫學全人醫療為基礎，繼而以文獻實證探討腸道健康與慢性疾病的關係。隨著醫學知識的累積，腸道不僅具有傳統消化吸收的功能，也是重要的神經、內分泌、免疫系統，跟代謝性症候群、自體免疫疾病和腸躁症息息相關。本書特別闡述預防勝於治療，調整飲食生活習慣才是維護腸道健康、遠離慢性病的重要關鍵，是一本值得擁有的衛生保健重要書籍。

自序

抵禦慢性病，健康的腸道是我們最有力的盾牌

你對腸道認識多少？想了解它和健康的關聯嗎？

「就腸胃炎、肚子絞痛、容易拉肚子、嘔吐啊。」

「吃東西進去之後消化吸收的地方，沒吸收完的就形成糞便排出來，對吧？」

「吃到某些食物好像容易脹氣，肚子脹脹的好不舒服，排氣放屁完就好多了。」

「朋友說他有腸躁症，買了益生菌來吃耶！網路上說益生菌對我們的健康很重要，我就跟著買來吃了。」

事實上，腸道對於人體健康的影響，遠遠超過這些！

「腸漏」對許多人來說是個陌生的名詞，但其實它正影響著你我的健康與生活。腸漏，指的是腸道的屏障功能產生缺損，好比房屋磚牆出現裂隙，使得髒空氣、汙水、灰塵容易滲入屋內。

腸道每天面對著各種外來物，負責抵禦有害物的入侵，是我們身體內部組織與外在環境的重要屏障，一旦有腸漏，形同防火牆失守，容易導致身體的慢性發炎，也和各種慢性病息息相關。

西方醫學之父希波克拉底（Hippocrates）說：「疾病起因於腸道。」這句話套用在慢性疾病盛行的今日，更彰顯其道理。

醫療科技雖然不斷進展，慢性疾病的趨勢卻有增無減。完完全全健康的人很少，罹患慢性疾病的人愈來愈多，更多的是處於亞健康狀態、為慢性症狀所苦的人，而且這些人有愈來愈年輕化的趨勢，甚至已觸及青少年和兒童。

臺灣的全民健保創造了便宜方便、涵蓋率廣、可近性高的醫療環境，但大家捫心自問，我們真的因此變得更健康了嗎？看看糖尿病、肥胖、脂肪肝、免疫疾病、癌症、過敏疾病、腸胃功能障礙……逐漸升高的盛行率，答案再明顯不過。

臺灣的健保醫療環境實在太方便，方便到許多人可能忽略了對自身健康應該承擔的責任，以為只要一有症狀、身體不適，趕快看醫生吃個藥，就可以馬上痊癒。

「預防勝於治療」人人琅琅上口，但面對慢性病，想要積極預防、促進健康、改善病況、重拾生活品質，真正的關鍵角色不是醫療人員，而是你自己。在尋求專業醫療人員協助之餘，真正的預防保健之道，得靠你自己落實。我們的飲食習慣與生活形態，才是影響腸道健康、造成腸漏的關鍵。門診時面對許多慢性病患，我總是不斷反覆強調，健康的生活形態才是解決慢性病的根本之道。

眼見這股慢性疾病的浪潮襲來，這本書為每一個人而寫，特別是：

1. 長期因慢性症狀所苦，卻未有明確診斷，一般常規健康檢查也找不出病因的亞健康者。
2. 罹患脂肪肝、肥胖、血糖異常、代謝症候群者。
3. 長期患有腸胃症狀，為腹脹、肚痛、腹瀉、便祕、胃酸症狀、腸躁症所苦者。

4. 長期為免疫疾病、慢性過敏症狀困擾者。

5. 想更積極預防疾病、促進健康者。

我將用大量醫學文獻為佐證，教大家重新認識腸道、審視自己的健康狀態、了解何謂腸漏、腸漏如何影響健康，又要怎樣從飲食和生活形態著手，一步步修復腸漏、恢復健康、遠離慢性病。

每個人都應該肩負起自己健康的責任，從飲食和生活形態開始改變，重新掌握健康的主權，別讓腸漏把你的健康給一點一滴漏掉了。

這裡也要特別感謝我家主廚——我親愛的老婆，對於食育、食材、飲食烹調的付出與用心，白天拿粉筆執教鞭，晚上拿鍋鏟煮料理，讓一家人可以吃得安心健康，並把平時的家常菜寫成食譜與讀者們分享。

目次

Part II

避免NG行為，腸子才不會一直漏

Part III

關鍵步驟，修復腸漏

附錄

Part I

腸漏如何影響你我的健康？

我們總以為，腸道的功能不外乎運送食物、消化食物、吸收營養，再把剩餘的食物殘渣形成糞便排出體外，日復一日重複著同樣的工作，再簡單不過。然而早在兩千四百多年前，西方醫學之父希波克拉底就說過「疾病起因於腸道」（All disease begins in the gut.），腸道健康更是近幾年的熱門主題，多項醫學研究告訴我們，腸道與身體各部位的運作息息相關。

整個腸道表面，每天都要面對我們吃下去的外來物，不管是食物也好、微生物也好、藥物也好，所有從外面環境進入口腔的物質，最後都會和腸道面對面接觸，接受腸道的調控。因此可以說，腸道，正是我們身體內部組織與體外環境接觸的最大介面，是一道重要的屏障，腸道的功能健全與否，對每個人的整體健康影響極為重大，絕對不只是單純的運輸、消化吸收和排泄而已！

不管是為了讓自己遠離病痛、找回健康，或是想積極地預防疾病、讓自己更健康，我們都應該重新認識這個占據了肚子大部分空間的器官——腸道。

腸道是我們的第二大腦

「腸道是第二大腦？開玩笑！怎麼可能？大腦在頭骨裡，腸道在肚子裡，怎麼會相像？八竿子打不著吧?!」

為什麼說腸道是我們的第二大腦呢？因為腸道有自己的腸道神經系統（Enteric nervous system，ENS），這些腸道神經細胞分布在整個腸道的管壁裡，腸道的神經系統含有將近上億個神經元細胞，這個數目相當於中樞神經脊髓的神經細胞數量，功能與多樣性也和中樞神經很相似。此外，腸道神經系統可以自行調控整個腸道的活動，包括蠕動、收縮、分泌、循環、免疫、發炎等生理功能，不受大腦的控制。換言之，腸道神經系統就像是一個獨立的大腦，可以獨立運作。

然而，身體的健康有賴各部位器官與系統之間的協調運作，否則就會變成多頭馬車，各自為政。腸道的神經系統看似獨立運作，不受大腦控制，但事實上，腸道的健康和大腦的功能彼此互相影響、緊密關聯。腸道出問題，會影響大腦功能的表現；而大腦功能運作不正常，也會回過頭來影響腸道，這就是所謂「腸腦軸線」（Gut-brain axis），是近來非常熱門的研究議題。

腸道是人體最大的免疫器官

腸道像一條負責運輸的水管？水管負責把水從源頭運送到住家讓我們使用，腸道則負責將我們吞下的食物運送到目的地，食物才能被消化、吸收與利用。但如果以為腸道不過是負責運送食物，再把我們不需要的殘渣變成糞便排出體外而已，那你就太小看腸道了！

腸道的功能遠比單純運送食物複雜許多，就像皮膚每天要面對外在環境的變化，腸道為體內組織與體外環境的最大介面，每天得面對我們吃進去的各種東西——不同的食物、藥物、微生物、毒物，喝下各式各樣液體，它們從運送、分泌、消化、吸收，直到從肛門被排泄出來，都在這個表面積約半個羽球場大小的腸胃道中進行，不僅如此，許多複雜的生理作用也在此處發生，無時無刻地。

腸道擁有人體約 70% 的免疫細胞，可説是人體最大的免疫器官，並同時扮演重要的神經系統，有著上億個神經細胞。可以想像，若最大的免疫器官腸道出問題，健康狀況絕對兵敗如山倒。

腸道的神經系統可以直接或間接透過自律神經系統（包括交感神經及副交感神經）、內分泌細胞、免疫細胞、腸道菌的代謝產物、細胞激素等來與大腦溝通，大腦也會給予相對應的回饋。腸道與大腦之間的網絡雖然錯綜複雜，卻和諧運作，影響著我們的飲食與能量代謝、腸道屏蔽功能（gut barrier function）、發炎反應、壓力調適、內分泌系統的平衡、心理情緒、行為表現、大腦的思考、認知、感覺、記憶等。牽一髮動全身，中文常說的「直覺」，英文叫作「gut feeling」，若以「腸腦軸線」的角度來看腸與腦之間的緊密關聯性，還真有點道理！

腸子怎麼會漏？——何謂腸漏（Leaky gut）

腸道的黏膜是由一層薄薄的黏膜細胞（enterocyte）所構成，黏膜細胞會分泌黏液到黏膜表面。黏膜細胞底下是黏膜固有層（lamina propria），再往下則是黏膜下組織（submucosa）與肌肉層等。

黏膜細胞雖然只是一層薄薄的單細胞構成，卻扮演著非常重要的角色，有如身體裡一道重要的防火牆，細胞彼此之間靠著「緊密連結」（tight junction）連結在一起。這層黏膜細胞不但會分泌腸道黏液，同時也會接觸到腸道管腔中的所有物質，包括我們吃進去的食物、水分、微生物、毒物、藥物，不管是對健康有益或有害，都會和這層薄薄的黏膜細胞直接接觸。因此，黏膜細胞一方面必須能夠吸收人體需要的營養素、水分、電解質；另一方面又得確保將毒物、有害微生物、過敏原、無法消化的食物大分子阻擋在外，以免進入人體，引發不當的免疫和發炎反應，危害健康。

可以這麼比喻，大多數人都有使用電腦的經驗，我們深怕電腦中毒，導致資料毀損，使得電腦當機無法運作，或者遲鈍緩慢、效率大減，所以幾乎都會安裝防毒軟體，啟動防火牆，以阻擋電腦病毒的入侵，但是當我們需要下載正常的資料檔案時，防火牆又會允許下載。腸道黏膜細胞這層薄薄的屏障，就像是我們身體裡的防火牆，一方面允許需要的營養素通過，一方面阻擋有害物質。要是防火牆的功能受到破壞，自然會影響健康。

腸道會透過免疫、神經、內分泌系統，與其他組織器官如胃、肝臟、膽囊、胰臟、中樞神經等相互溝通，如此複雜的生理機制二十四小時全年無休進行，並隨著外在環境（也就是腸道管腔裡的食物、微生物和毒物）而不斷調整。

正常健康的情況下，薄薄的黏膜細胞彼此間靠著緊密連結，緊緊結合在一起，形成一道防火牆，黏膜細胞負責吸收我們需要的營養，同時也阻擋有害物質的入侵。然而，一旦緊密連結這道關卡鬆脫了，防火牆屏障就會出現問題，導致功能異常，有如牆壁上原本緊緊堆疊的磚頭間產生了縫隙，髒東西、壞東西就容易入侵。（參見二十四頁圖）

緊密連結的破壞或功能異常，造成細胞間的縫隙變大，腸道通透性因而增加（increased intestinal permeability），這就是所謂的「腸漏症」（Leaky gut syndrome）。由於緊密連結鬆脫了，造成細胞之間產生縫隙，讓許多有害物質可以漏進人體內，一路進到黏膜細胞底下的黏膜固有層。黏膜固有層內有免疫細胞，一旦和這些外來的有害物質接觸，便會針對這些入侵者啟動一系列的免疫反應。

可以想像，緊密連結這道開關扮演的角色非常重要也非常複雜，它不像水泥，把磚塊彼此黏緊後就不動了；實際上，隨著外在環境不斷變動，攝取的食物、藥物、微生物、毒素等不同，緊密連結也必須隨時不斷做出適當的動態調節與反應，以應付各種狀況，什麼時候該吸收、什麼時候又該阻擋，都經過精密的調控。好比籃球場上的兩支隊伍，該如何防守？如何進攻？何時區域防守？何時全場緊迫盯人？都要隨時根據對手的戰術、當下比分、所剩時間、選手的狀況而做出不同的調整，並不是一招打天下。

圖 1　腸道構造剖面放大圖

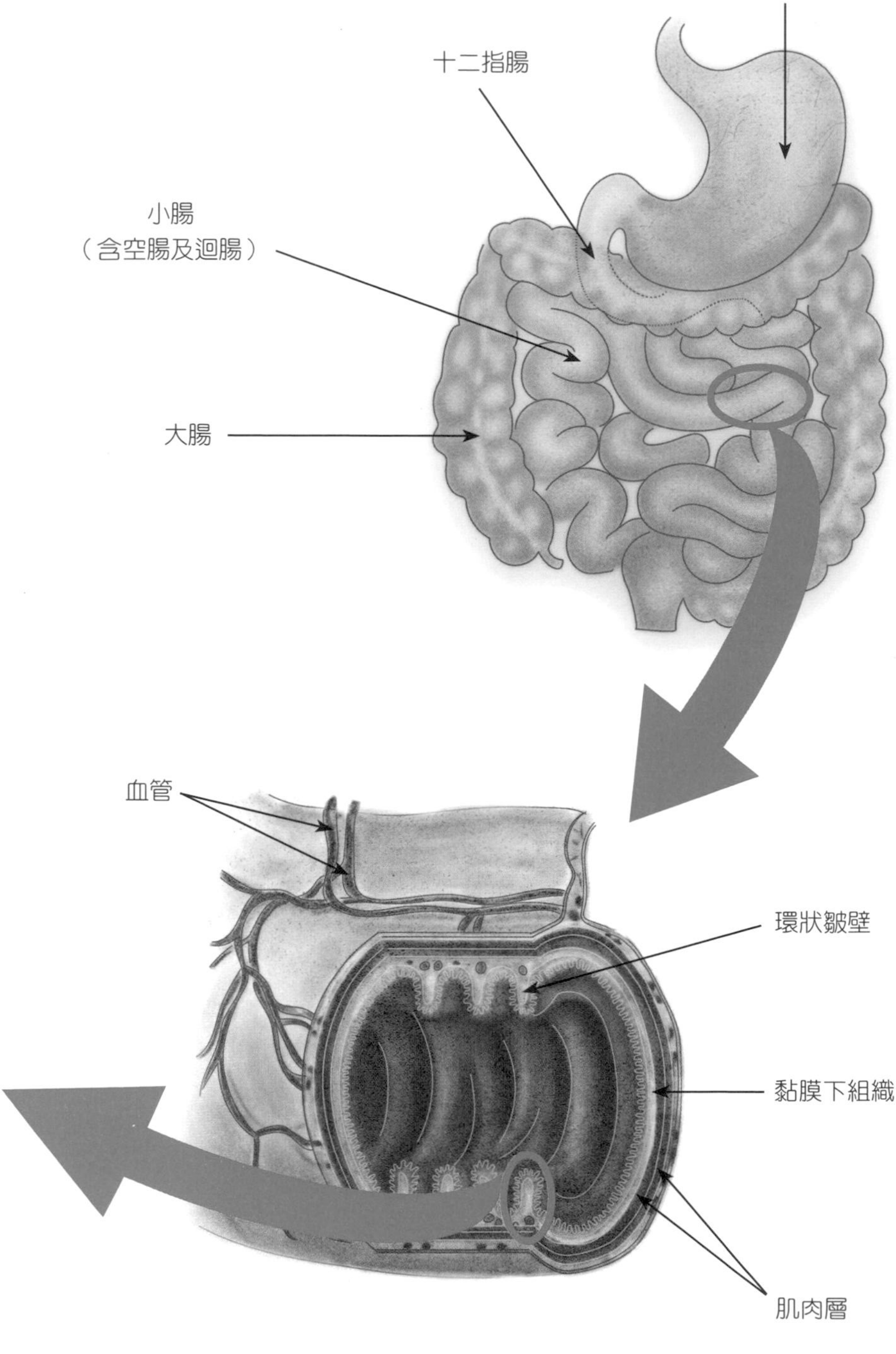

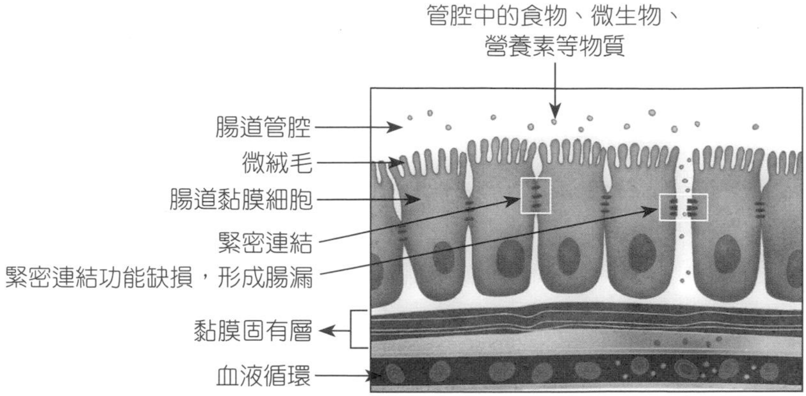
管腔中的食物、微生物、
營養素等物質
腸道管腔
微絨毛
腸道黏膜細胞
緊密連結
緊密連結功能缺損，形成腸漏
黏膜固有層
血液循環

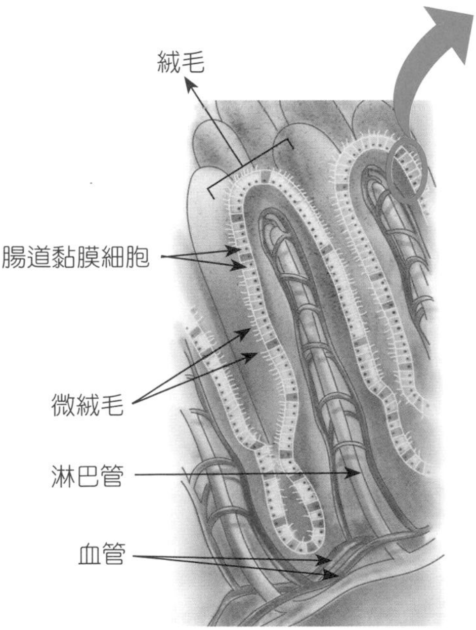
絨毛
腸道黏膜細胞
微絨毛
淋巴管
血管

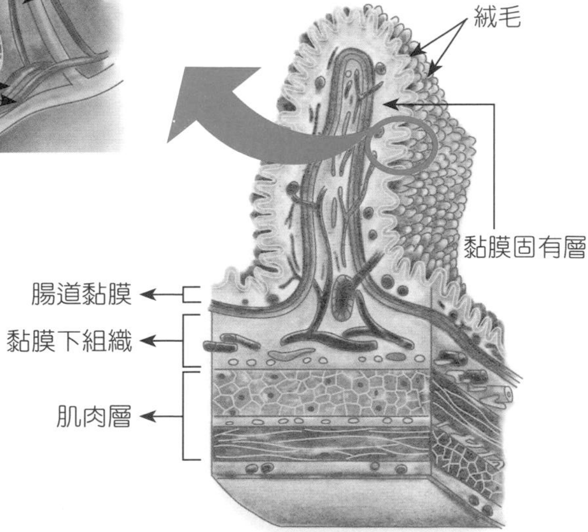
絨毛
黏膜固有層
腸道黏膜
黏膜下組織
肌肉層

圖 2　腸漏示意圖

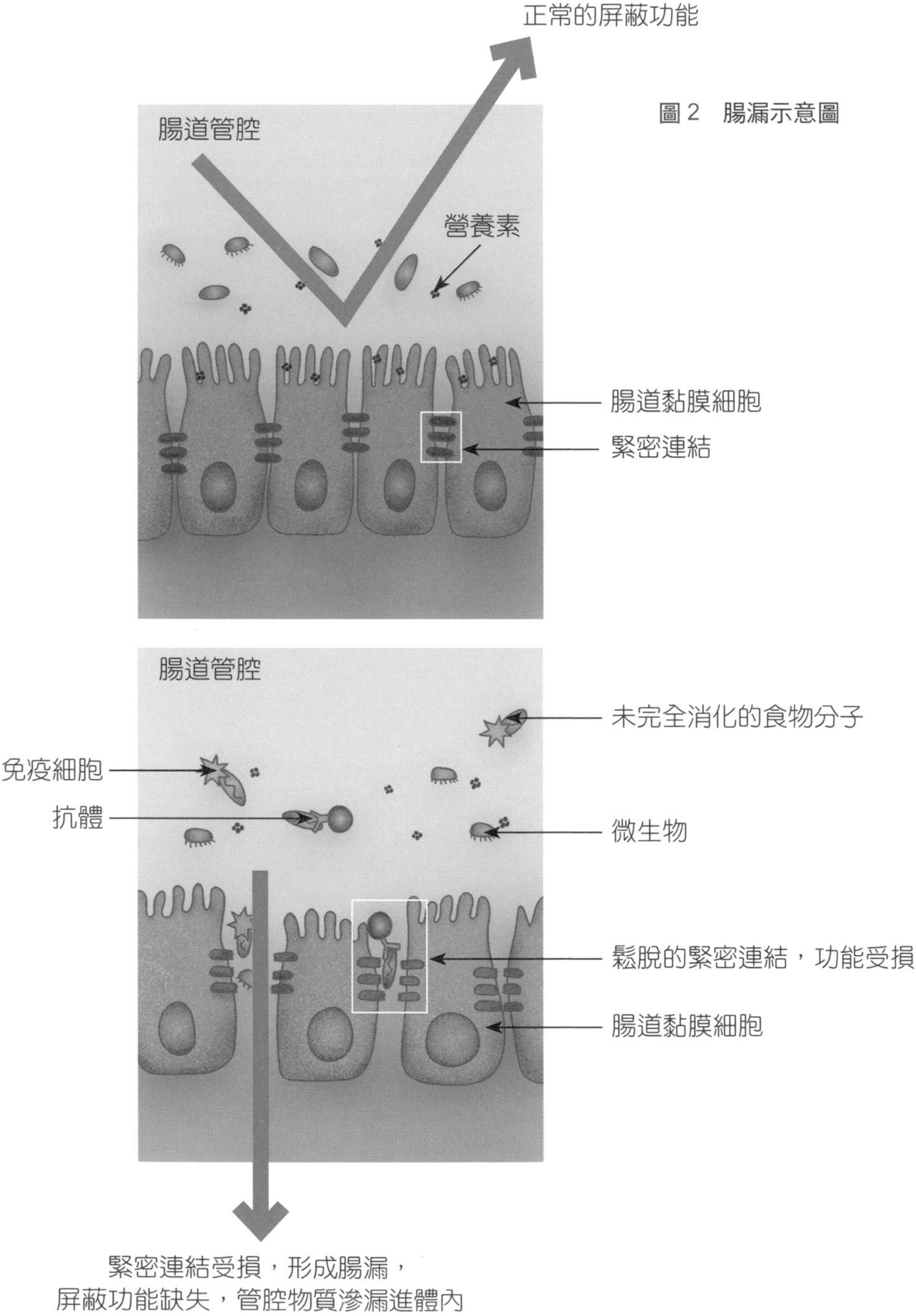
正常的屏蔽功能
腸道管腔
營養素
腸道黏膜細胞
緊密連結
腸道管腔
未完全消化的食物分子
免疫細胞
抗體
微生物
鬆脫的緊密連結，功能受損
腸道黏膜細胞
緊密連結受損，形成腸漏，
屏蔽功能缺失，管腔物質滲漏進體內

事實上，腸道通透性增加的現象及其與疾病之間的關聯性，並不是新發現，也不是最近幾年才被提出來。在一九五〇年代，甚至更早，就有學者提出。到了一九八〇年代，英國的 Ingvar Bjarnason 醫師在權威醫學期刊《刺絡針》（*The Lancet*）發表文章，描述喝酒患者的腸道通透性增加，導致有毒物質進入體內造成組織的傷害。在該篇文章裡，Bjarnason 醫師把腸道通透性增加的現象，稱為「腸漏」，並在文章標題使用了這個詞。換言之，「腸漏」一詞在三十多年前就已正式出現，之後也有許多研究專文探討腸道通透性對健康的影響。

但是，直到二十世紀末、二十一世紀初之際，義裔美籍學者 Alessio Fasano 醫師與其研究團隊才發現了調控緊密連結的分子「連蛋白」（Zonulin），並進一步說明「連蛋白」會引起腸道通透性的增加，造成腸漏的運轉機制。該研究在醫學期刊《刺絡針》發表後，與腸漏相關的研究如雨後春筍般大量出現。

此外，腸道還會分泌饑餓素（ghrelin）、瘦素（leptin），這類賀爾蒙和控制食欲、熱量代謝平衡有關，因此罹患肥胖或代謝症候群（Metabolic Syndrome）的患者，或者體重老是減不下來的人，都應該重新檢視腸道的健康。

住在腸道裡的腸道菌，在腸道的內分泌功能上也扮演了重要角色，我們的腸道裡居住著上百兆隻腸道菌。吃進的許多食物經過消化，來到腸道被腸道菌利用、分解、發酵，產生許多化學物質，例如，碳水化合物經過腸道菌的代謝，會產生短鏈脂肪酸（short-chain fatty acids），如丁酸（butyrate）及丙酸（propionate），而這些短鏈脂肪酸會進一步影響體內的生理反應。腸道菌也會間接地對我們體內其他內分泌器官產生影響。因此藉由改變腸道的菌種，同樣可以影響身體內的生理運作，所以有學者認為，這些腸道中的細菌本身就像是個內分泌器官。

想不到腸道可以分泌這麼多種賀爾蒙吧？把腸道視為體內最大的內分泌器官一點也不為過。

腸道也是體內最大的內分泌器官

內分泌器官，指的是可以分泌賀爾蒙循環全身，進而發揮生理作用的器官，一般常見的內分泌器官包括下視丘、腦下垂體、甲狀腺、副甲狀腺、腎上腺、胰臟、性腺（男性的睪丸或女性的卵巢）等。

大部分的內分泌器官只分泌一種或少數幾種賀爾蒙，但是腸道可以分泌超過三十種賀爾蒙！

舉例來說，俗稱「快樂賀爾蒙」的血清素（serotonin）就是腸道分泌的賀爾蒙之一。血清素和情緒、憂鬱有關，許多抗憂鬱藥物的作用原理就是調控血清素的代謝。血清素除了與情緒有關，也和睡眠、食欲、腦部認知、學習、記憶、腸胃功能、骨骼肌肉健康、免疫功能、心血管健康等相關。猜猜看，血清素主要由哪一個器官分泌？答案是：腸道！人體超過 90% 的血清素在腸道製造，再透過全身循環，作用於身體各個部位。

除了血清素，腸道還分泌與發炎、代謝、血糖控制相關的賀爾蒙。現今許多糖尿病藥物，就是利用調控這些腸道賀爾蒙——腸泌素（incretin）來達到控制血糖的目的。

腸漏看得到！

二〇一六年一月份，《時代》雜誌（*Time*）刊登了一篇名為「腸漏症是真實存在的嗎？」（Is Leaky Gut Syndrome a Real Thing?）的健康專文，文中提到 Fasano 醫師團隊發現「連蛋白」的相關研究，以及後續許多團隊關於腸漏的研究，告訴我們腸道黏膜並非像過去以為的一成不變，而是動態地調控著物質的進出，當黏膜讓不該進到體內的物質漏了進來，就會形成「腸漏症」，這樣的現象和食物過敏、乳糜瀉、發炎性腸道症、腸躁症（irritable bowel syndrome，IBS）、第一型糖尿病等疾病都有相關。這些研究顛覆了傳統上對於腸道黏膜的認識，也讓我們對腸道功能與運作的認知產生了巨大的轉變（paradigm shift）。

到底腸漏是什麼樣的狀況？真的存在嗎？我們測得到？看得到嗎？

一般民眾對於腸漏常常產生上述疑問，因為一講到「漏」，我們容易直覺聯想到「破損」，腸子既然有漏，就表示腸子有破損，而腸子如果破損了，那不就會流血、破洞，甚至斷裂嗎？

確實，腸漏代表有破損或功能上的缺失，只不過它發生在細胞與細胞之間構造的微觀層次，細胞之間的間隙大小只有約10～15埃（1埃＝10^{-10}米＝0.1奈米），非常微小，非肉眼能見，所以腸子不會有明顯的破洞、流血或斷裂，一般傳統大腸鏡檢查也看不出來。然而，如果將細胞放在電子顯微鏡下，以高倍放大來看，就會清楚看到細胞之間的緊密連結構造受到了破壞。另一些特殊的檢測方式，也可以測試腸道通透性是否增加，吸收了原本不該吸收的分子，間接知曉是否發生腸漏。

隨著科技的進步，內視鏡技術推陳出新，德國學者透過顯微內視鏡技術，觀察罹患中度和重度腸躁症患者體內的腸道黏膜細胞構造，把黏膜細胞從正常的緊密相接，到因為食物誘發黏膜細胞受損後產生腸漏的現象，清楚地拍攝了下來，並看到注射到體內的試劑因為腸漏而滲入管腔，產生了類似漏水的情形。這個研究發表在知名的醫學期刊《腸胃學》（*Gastroenterology*）上，直接說明了「腸漏」並不是一個想像出來的概念，而是真實存在的現象，看得到也測得到。

腸道還是排毒器官

講到排毒器官，許多人直接聯想到的是肝臟，肝臟確實是身體內重要的排毒部位，其他像是肺臟、皮膚、腎臟，也都是將體內毒素或廢物排出體外的重要器官。至於腸道，一般人大概只把它和排泄功能聯想在一起。

確實，排泄是將身體不需要的廢物排出體外，但除了單純排出糞便，腸道就和肝臟一樣，都是體內重要的解毒器官。大腸細胞可以透過氧化、還原、水解、甲基化等各種生理反應，將有毒的物質分子轉化為對身體無害的分子，再進一步將其排出體外。無庸置疑，腸道絕對是名副其實的排毒器官。

腸道這種排毒、排泄的功能，看似理所當然，卻是很多人心中長期的痛，許多門診患者都為排便所苦，要嘛是便祕，要嘛是罹患腸躁症，一天腹痛好幾次、跑好幾次廁所，影響生活甚鉅。

試想，倘若排便不順、長期便祕，不但會引起腹脹、腹痛，甚至造成噁心嘔吐、影響食欲。若是糞便中的毒素與有害物質無法順利排出，長久待在體內，勢必也會影響健康；反之，如果一天要跑好幾次廁所，動不動就肚子痛、拉肚子，除了影響生活品質，消化吸收也可能會出問題，造成營養失衡。

由此可知，腸道能否正常發揮排毒及排泄的功能，對人體健康極為重要，如果腸道的解毒功能出問題，輕則破壞腸道細胞，造成細胞受損；嚴重的話，甚至可能引發細胞病變，形成癌症。

吃麵包會肚子痛？從麩質不耐症「乳糜瀉」看腸漏

為了更進一步了解腸漏在致病過程中扮演的角色，我們可以用典型的自體免疫疾病——乳糜瀉（celiac disease）當作例子：

首先，乳糜瀉是一種因為吃了含有「麩質」（gluten）的食物而引發的自體免疫疾病。麩質是一種蛋白質，存在於小麥、大麥、黑麥等作物中。用小麥製成的麵粉是日常生活許多食物的原料，一旦吃下這類食物，麩質便會進入我們的腸道。

一般蛋白質進到腸道後，會先被人體內的消化酵素分解成蛋白質的組成單位——胺基酸（amino acid），然後再被腸道吸收進去。然而，麩質這種蛋白質因為構造的關係，不容易被體內的消化酵素完全分解，不僅如此，麩質還會刺激腸道細胞，分泌出「連蛋白」。

腸道內的連蛋白一旦增加，就會與黏膜細胞互相結合，使得腸道黏膜細胞彼此間的緊密連結鬆脫開來，細胞與細胞之間的間隙變大，導致腸道通透性增加，形成腸漏，麩質便會從這個間隙「漏」進體內。

漏入體內的麩質進入黏膜細胞底下的黏膜固有層後，與免疫細胞接觸，就會引發一連串複雜的免疫和發炎反應，隨著程度不同與時間累積，逐漸影響健康。

這些免疫反應會產生許多細胞激素（cytokines），隨之引發更多的免疫細胞產生更多的免疫反應、細胞激素、抗體，最後破壞腸道黏膜細胞，導致腸道黏膜細胞的凋零與死亡，讓腸道間的緊密連結變得更鬆散，腸漏現象也更嚴重，漏進更多有害物質，形成惡性循環，造成自體免疫疾病。

腸道一旦受到破壞，短期影響是引起腸道症狀，例如腹絞痛、腹瀉、腹脹、消化不良；長期影響則是造成營養吸收不良（如礦物質鐵、維生素、葉酸等），加上體內慢性發炎、免疫反應會影響全身，因而造成許多腸道以外的症狀，如貧血、關節炎、骨質流失、慢性疲勞、神經病變造成感覺異常、生長異常、皮膚疾病、癲癇、憂鬱等。更有研究發現，乳糜瀉與大腦功能相關，會對認知、情緒、心理、行為、睡眠造成影響，不只大人，小孩身上也可以看到這樣的現象。

乳糜瀉的例子告訴我們，雖然它是一個起因於腸道的疾病，但引起的自體免疫及發炎反應，不只造成了腸道症狀，還會影響全身各個器官，包括大腦，也說明了「腸腦軸線」的重要性，以及腸道健康對全身整體健康的重要性。

淺談致病三元素

「難道每個人吃到含麩質食物都會這樣嗎？」

當然不是。

根據 Fasano 醫師的研究，大約一％的人有乳糜瀉，並非所有吃到含麩質食物的人都會發生乳糜瀉。要造成乳糜瀉這樣的自體免疫疾病有三大要素，也就是 Fasano 醫師提出的致病三元素理論（A Trio of Causes）：

一、**基因易感性（gene susceptibility）**：帶有製造 HLA-DQ2 或 HLA-DQ8 蛋白基因的人，一旦腸道遇到麩質，會比一般人更容易引發劇烈的免疫反應，因此特別容易有乳糜瀉。由於基因是遺傳而來，無法改變，也就是所謂的「體質」。

二、**環境誘發因子（environmental trigger）**：必須要有誘發因子的存在，才能引起上述一系列免疫反應。在乳糜瀉的例子裡，誘發因子就是麩質。

三、**腸道通透性增加，即腸漏**：腸道黏膜細胞受到破壞，緊密連結功能缺損，防火牆失去了原本抵擋外來有害物質入侵的功能，導致管腔中的外來物（如：麩質）漏進腸道組織，因此引發後續的免疫發炎反應。

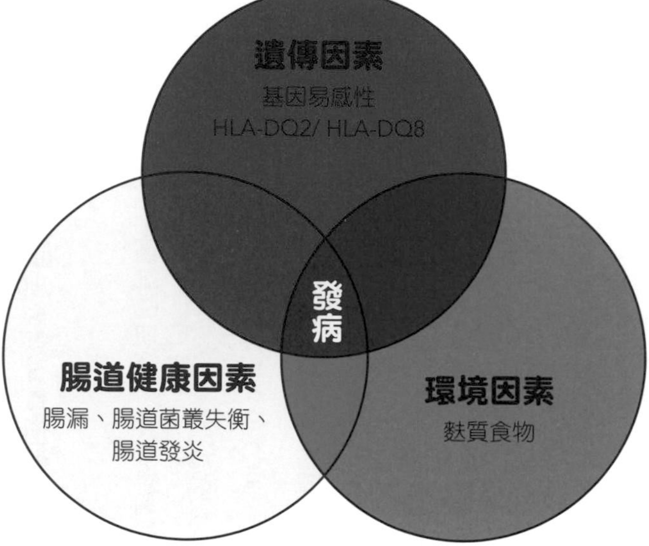

圖 3　致病三元素（以乳糜瀉為例）

三個條件同時存在，才會造成乳糜瀉。

致病三元素理論不僅可用來解釋乳糜瀉，其他許多自體免疫或是慢性發炎疾病，也和這三元素相關，例如第一型糖尿病（type 1 diabetes）、多發性硬化症（multiple sclerosis）、類風溼性關節炎（rheumatoid arthritis）、發炎性腸道症（inflammatory bowel disease）如克隆氏症（Crohn's disease）等。

正因如此，三元素理論提供了我們處理這類疾病時可以著手的幾項重點。

簡單來說，只要其中一個條件不成立，就有機會控制病情，甚至避免疾病發生。以乳糜瀉來說，如果不吃含有麩質的食物，就不會誘發這些反應（排除「環境誘發」元素）；或者，麩質雖然進入腸道，但腸道屏蔽是完整的，沒有腸漏（排除「腸漏」元素），麩質也就不會進入腸道組織，而會隨著排泄物排出體外；又或者，吃了麩質，麩質也真的漏進腸道組織裡，但對於沒有基因易感性的人來說，只會出現正常的免疫反應，不會那麼劇烈，也不至於造成乳糜瀉（缺乏「基因易感性」元素）。

我們雖然無法改變基因，但可以盡量避免環境中的誘發因子（例如麩質）。確實，誘發因子很難避開，以飲食而言，許多人三餐都靠外食，或是偶爾外食，根本不知道（也很難知道）吃下肚的食物是否包含了可能誘發免疫反應的食物。那麼這時候，維持腸道屏蔽的健全與完整，避免腸漏產生，不讓有害物質進入體內造成傷害，就變得格外重要了！

腸道的表面積就像半個羽毛球場那麼大！

如果把整個腸道完全攤平開來，你知道它的面積有多大嗎？

過去我們一直以為腸道的總表面積將近三百平方公尺，相當於一座網球場。但是瑞典學者在二〇一四年發表了相關新研究，重新探討了腸道的構造及表面積。根據這份研究報告，以一位健康成人來說，平均而言，從嘴巴到肛門長度大約五～六公尺，其中小腸占了將近三公尺，大腸占了將近兩公尺；小腸管腔直徑約二．五公分，大腸管腔直徑將近五公分。若把腸道管腔內的環狀皺壁、絨毛、微絨毛全部攤平，整個消化道的總表面積接近四十平方公尺。雖然不是過去以為的三百平方公尺，但四十平方公尺也相當於半個羽毛球場了。

小腸因為環狀皺壁、絨毛、微絨毛的構造，大大增加了總表面積約百倍之多，單單小腸的表面積就接近三十平方公尺；十二指腸約三平方公尺；大腸表面積大約二平方公尺；至於口腔、食道及胃，三者的表面積加起來還不到一平方公尺，和小腸比起來可說是差多了。

如果拿腸胃道的表面積與皮膚表面積來做比較，以一般體型而言，人體外在的體表面積不會超過二平方公尺，這樣一比就知道，腸道近四十平方公尺的面積是多麼巨大。

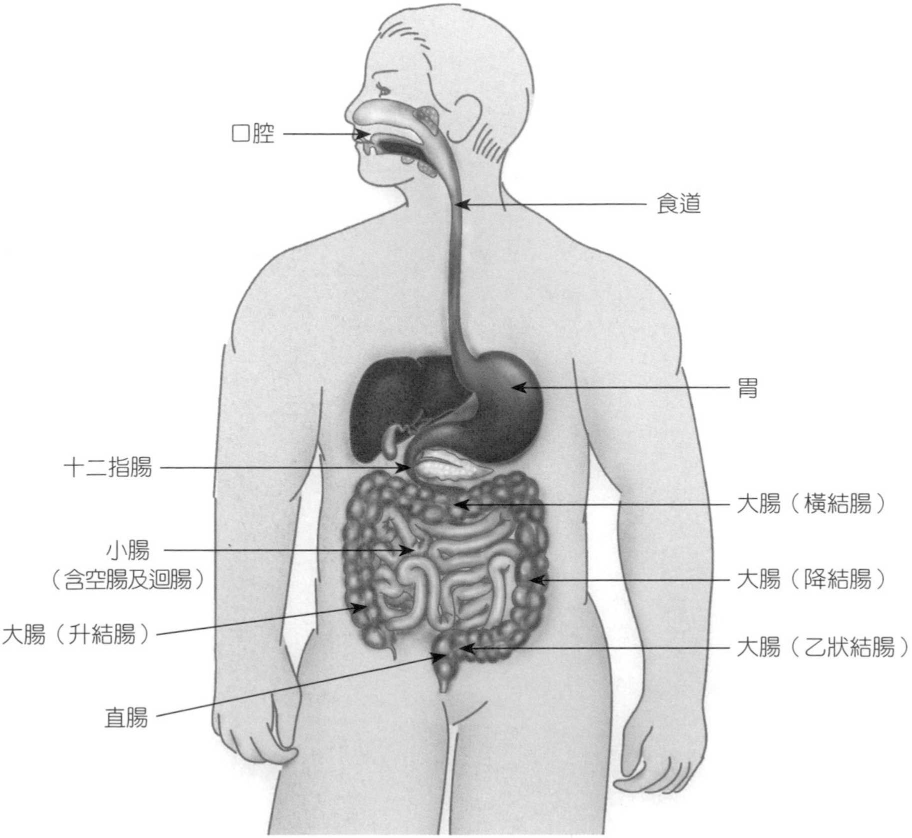

我們吃進東西以後，被吞下的食物會依序經過口腔、食道、胃、小腸（包括十二指腸、空腸、迴腸）、大腸（包含升結腸、橫結腸、降結腸、乙狀結腸及直腸），最後被排出體外。腸道就像是蜿蜒的水管，運送著我們吃進喝下的所有食物。

圖 4　人體消化器官示意圖

慢性病的關鍵：發炎

慢性病可說是現代人最常罹患的疾病。隨著醫療科技不斷進步，物質生活更加便利，人類平均壽命延長了，慢性病盛行率卻愈來愈高。慢性病已經是造成健康負擔、經濟重擔、行動不便、甚至死亡的主要原因，這樣的趨勢不僅臺灣如此，歐美國家也一樣。根據世界衛生組織WHO的統計資料，全球每年有將近四千萬人死於慢性病，主因包括心血管疾病、癌症、糖尿病、慢性呼吸道疾病等。

不妨試著想想看，壽命延長了，可以活得更久，但我們希望如何度過這些更長久的日子呢？是像許多人一樣被慢性病纏身、每天都得吞一把藥物、經常往返醫療院所與住家？還是手腳勇健、神清氣爽、精神飽滿、四處體驗人生？其中的差別關鍵正是健康！

別以為只有上了年紀的老人家才會罹患慢性病，今日的實際情況是，許多慢性病患者有愈來愈年輕化的趨勢。換言之，年輕不代表一定健康，年紀大當然也不必然一定要生病。看看國人的十大死因統計資料，前十名裡占最多的就是慢性疾病，包括惡性腫瘤（癌症）、心臟疾病、腦血管疾病、糖尿病、慢性呼吸道疾病、高血壓、腎炎及腎病變、慢性肝病及肝硬化等，幾乎囊括了十大死因，對個人健康、生活品質、家庭及社會經濟都造成重大的影響。

而愈來愈多研究發現，身體內的慢性發炎和現代人罹患的慢性疾病息息相關，舉凡代謝症候群、脂肪肝、肥胖、糖尿病、心血管疾病、中風、過敏疾病、自體免疫疾病、關節炎、慢性疲勞等，發炎都是其中的重要關鍵。發表於科學期刊《細胞》（*Cell*）的研究報告也指出，慢性發炎會增加罹癌的風險，在癌細胞的形成、生長及轉移擴散中，發炎都扮演了一定的角色。可以說，慢性發炎對於健康的影響既深遠又廣泛。

腸漏易引發慢性發炎，形成惡性循環

就像前文所說，腸漏會讓有害物質進入體內，包括微生物、微生物的代謝產物、食物過敏原、環境毒素等，都可能因為腸漏而進入體內，引發後續一系列的免疫發炎反應。這些發炎反應倘若沒有被控制住，導致失衡，又會再進一步影響腸道健康，讓腸道黏膜細胞的屏蔽功能受損，讓腸漏持續發生，甚至惡化，形成發炎風暴與惡性循環，不斷循環、不斷侵蝕危害我們的健康。

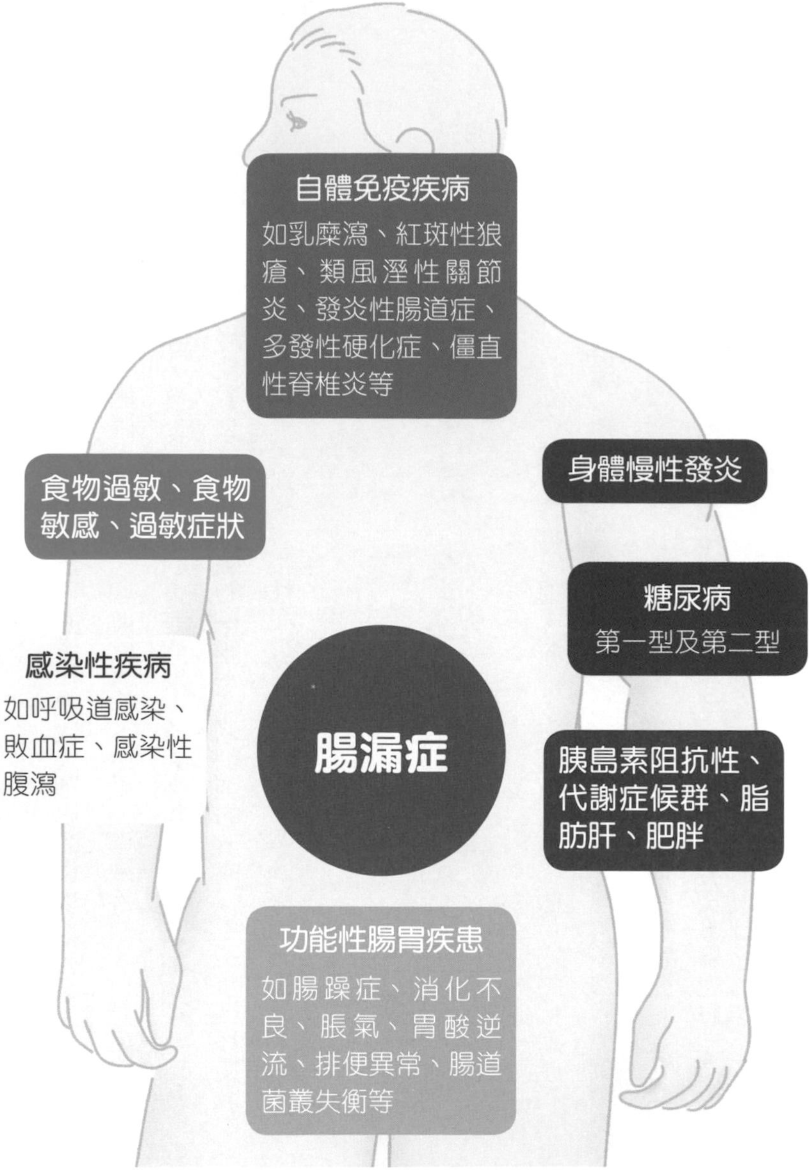

圖 5　腸漏及各種相關疾病

接下來，我們一個個來看腸漏和哪些疾病相關，我們的健康又是如何一點一滴被「漏」掉了。

腸漏與代謝症候群（脂肪肝／肥胖／胰島素阻抗性）

腸漏會導致腸道的細菌及細菌產物「脂多糖」（lipopolysaccharide，ＬＰＳ）漏進體內，並進入血液循環中的門脈循環系統（portal vein circulation）。門脈循環系統首先會來到肝臟，肝臟有七〇%的血流供應都來自門脈循環系統。換句話說，來自腸道的物質，不管好壞，幾乎都會先經過肝臟這道關卡，然後再進入全身的血液循環。也因此，腸道與肝臟的健康密切相關。

脂多糖是細菌產生的一種內毒素（endotoxin），進入人體內會引發免疫細胞（如單核球 monocyte、巨噬細胞 macrophage、肥大細胞 mast cell 等）產生強烈的免疫反應。研究顯示，脂多糖會引起體內肝臟的發炎及脂肪堆積，進而形成脂肪肝。脂肪肝是胰島素阻抗性（insulin resistance，ＩＲ）及代謝症候群的早期指標之一，不僅如此，體內的

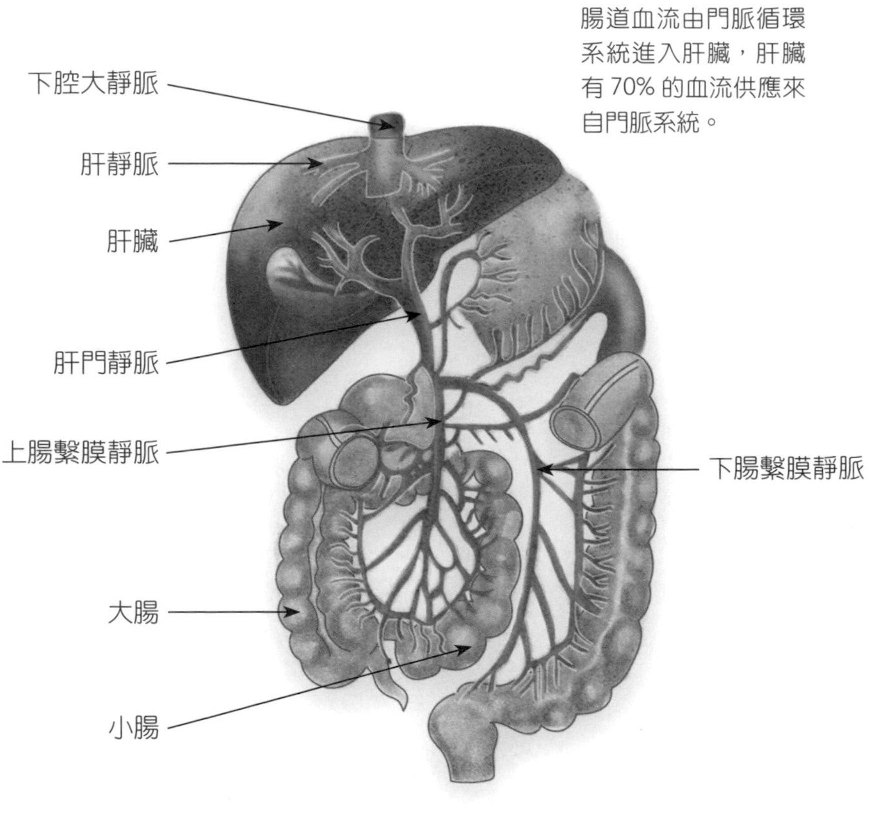

腸道血流由門脈循環系統進入肝臟，肝臟有 70% 的血流供應來自門脈系統。

圖 6　門脈循環系統

脂多糖內毒素又會引起腸道黏膜細胞的緊密連結鬆脫，造成細胞間的通透性增加，導致腸漏，形成惡性循環。

這些藉由腸漏進入體內的脂多糖和細菌產物，會引起身體內的慢性發炎，導致胰島素阻抗性，進而形成代謝症候群、肥胖、糖尿病、血脂肪異常、內臟脂肪增加等眾多的代謝問題。

在目前的研究中，前面提過的連蛋白是人體中唯一一個被明確發現、可以調控腸道黏膜細胞緊密連結的分子，連蛋白會使緊密連結鬆脫，形成腸漏。西班牙學者在研究中發現，胰島素敏感性較差、身體質量指數（body mass index，BMI）較高、身體發炎激素IL-6（interleukin-6）濃度較高的人，體內的連蛋白濃度較高；另外，脂肪肝的患者就算肝臟尚未發炎，腸道黏膜細胞的通透性也是比較高的。

義大利學者在針對肥胖學童（平均年齡十一歲）的脂肪肝研究中也發現，患有脂肪肝的肥胖學童血液中的連蛋白濃度，比起肥胖但沒有脂肪肝的學童來得高，而且脂肪肝愈嚴重的，連蛋白濃度愈高。這些研究都告訴我們，腸漏，在代謝症候群、肥胖、脂肪肝、胰島素阻抗性乃至於慢性發炎，都扮演了一個重要角色，一個讓疾病持續進展甚至惡化的角色。

最終的結果就是形成發炎與腸漏的惡性循環，導致各種疾病叢生，倘若不打破這個循環，對健康勢必造成危害。研究顯示，那些有腸漏、同時又罹患肥胖與脂肪肝的人，在減重之後，腸漏的現象也改善了，這也有助於改善其他相關的代謝疾病。

「代謝症候群？不會怎麼樣吧？」

根據調查，約七成臺灣民眾聽過「代謝症候群」一詞，但真正說得出內容者不到五％。許多人都做過健康檢查，一般的健康檢查不論是自費，或是國民健康署提供的免費成人健檢，當中的檢驗內容就足以讓我們知道自己是否罹患代謝症候群。統計顯示，臺灣二十歲以上成人代謝症候群盛行率約二〇％，幾乎每五人就有一人，而且比例還在不斷攀升。

代謝症候群和肥胖、脂肪肝息息相關。罹患代謝症候群的人，未來得到糖尿病的風險是一般人的六倍，高血壓的風險是一般人的四倍，高血脂的風險是一般人的三倍，心血管疾病（如腦中風）的風險是一般人的兩倍。腦中風、心肌梗塞的新聞時有所聞，一旦得到，不只影響生活品質，甚至可能奪走寶貴的生命，如果不想等到生了重病再來後悔，平常就應該注意自己是否罹患代謝症候群及相關疾患。

此外，人人聞「癌」色變，在國人十大死因中，癌症雖然高居首位，但若把其他與「代謝症候群」相關的死因全部加起來，其實早已大大超越癌症，更別說許多癌症其實也和代謝症候群有關了。這樣子，誰還敢說「代謝症候群」不重要？不痛不癢不代表不嚴重，慢慢來的才最可怕！

肥胖浪潮來臨

提到代謝症候群，不得不講到肥胖。不管你相不相信，未來全球每兩位成人就有一位體重過重或肥胖！

麥肯錫全球研究機構（McKinsey Global Institute，MGI）在二〇一四年發表了針對肥胖問題的研究報告，當

最典型的代謝症候群！

四十多歲男性上班族，日夜輪班制，患有高血壓，雖然其他醫院醫師已經開立高血壓藥物讓他服用，但依舊控制得不太理想，因此前來求診。

一進診間，身形上明顯挺著一個鮪魚肚，體重想必超標，經過體脂儀分析，果然，BMI 34.7 屬於中度肥胖，肌肉量雖然足夠，但脂肪太多了，體脂率 35.2% 遠超過標準的 20%。個別部位的脂肪分析顯示，脂肪明顯堆積在腹部，內臟脂肪過多，腹部超音波顯示重度脂肪肝，腰圍 108 公分，收縮壓 155mmHg，血液檢測三酸甘油脂 173mg/dL（標準值建議 <150mg/dL），高密度脂蛋白膽固醇 34mg/dL（標準值建議 >40mg/dL），依照代謝症候群的五項診斷標準，這位患者已經符合四項，是最典型的代謝症候群。

代謝症候群標準	
腰圍	男性 ≧ 90 公分（35 吋半） 女性 ≧ 80 公分（31 吋半）
血壓	收縮壓 ≧ 130mmHg 或 舒張壓 ≧ 85mmHg 或 已經在使用降血壓藥物
血糖	空腹血糖 ≧ 100mg/dL 或已在使用降血糖藥物
高密度脂蛋白膽固醇（HDL）	男性 < 40mg/dL 女性 < 50mg/dL
三酸甘油脂（Triglyceride, TG）	≧ 150mg/dL

註：以上五項條件若符合三項（含）以上，就是罹患代謝症候群。

中指出，全球約有二十一億人體重過重或肥胖，相當於三〇%的全球人口，每年對經濟造成的影響高達兩兆美金，相當於吸菸或戰亂所帶來的衝擊，若此趨勢不變，到了西元二〇三〇年，全球會有一半的成人體重過重或肥胖。也就是說，你走在路上時，每兩位成年路人就有一個體重超標。

那臺灣呢？根據臺灣「二〇一三至二〇一四國民營養健康狀況變遷調

查」，臺灣成人肥胖及過重盛行率約四三％，其中男性為四八．九％，相當於每兩個男人就有一人體重過重或肥胖，女性則為三八．三％。不僅成人如此，孩童體重超標的情況也很驚人，二〇一三年國小學童體重過重或肥胖的比率約三〇．四％，其中男生為三四．二％，女生為二六．二％；國中生過重或肥胖的比率約二九．八％，其中男生為三四．三％，女生為二五％。

BMI 的迷思

除了體重，我們更應在意體脂肪！

雖然測量身高體重、計算 BMI 是判斷體位簡單又方便的方式，但其實體脂肪的多寡，尤其是堆積在腹部器官周圍的內臟脂肪（visceral adipose tissue）才是真正影響代謝、損害健康的關鍵。

然而，我們無法單從體重得知體脂肪的含量，必須透過其他測量，比如：腰圍、腰臀比、體脂肪儀、雙能量 X 光吸收儀（DXA）等，才能直接或間接測得體脂肪。

臺大家醫部研究團隊針對年輕族群做的研究發現，在 BMI 標準的年輕女性中，體脂肪超標的人約有三成！也就是所謂的偷肥族（Thin-outside-fat-inside，TOFI，諧音似「偷肥」），體重雖正常，內在卻肥胖，仍然不利健康。

過去大家可能認為，小時候胖沒關係，小時候胖是福氣，但現在研究告訴我們，小時候胖絕對不是福氣，而是個問題。胖小孩長大後成為胖大人的機率高，得到糖尿病、心臟病、腦中風、退化性關節炎，甚至癌症等疾病的風險也跟著增加。再者，兒童肥胖不僅影響健康，對兒童心理、學習課業表現也有負面影響。身心健康是一切之本，肥胖，絕對不是美醜問題而已。

成人體重標準 BMI = 體重（kg）／身高平方（m^2）	
過瘦	BMI < 18.5
標準	18.5 ≦ BMI<24
過重	24 ≦ BMI<27
輕度肥胖	27 ≦ BMI<30
中度肥胖	30 ≦ BMI<35
重度肥胖	35 ≦ BMI

兒童體重標準

年齡（歲）	男生				女生			
	太輕 BMI <	標準 BMI 介於	過重 BMI ≧	肥胖 BMI ≧	太輕 BMI <	標準 BMI 介於	過重 BMI ≧	肥胖 BMI ≧
0	11.5	11.5-14.8	14.8	15.8	11.5	11.5-14.7	14.7	15.5
0.5	15.2	15.2-18.9	18.9	19.9	14.6	14.6-18.6	18.6	19.6
1.0	14.8	14.8-18.3	18.3	19.2	14.2	14.2-17.9	17.9	19.0
1.5	14.2	14.2-17.5	17.5	18.5	13.7	13.7-17.2	17.2	18.2
2.0	14.2	14.2-17.4	17.4	18.3	13.7	13.7-17.2	17.2	18.1
2.5	13.9	13.9-17.2	17.2	18.0	13.6	13.6-17.0	17.0	17.9
3.0	13.7	13.7-17.0	17.0	17.8	13.5	13.5-16.9	16.9	17.8
3.5	13.6	13.6-16.8	16.8	17.7	13.3	13.3-16.8	16.8	17.8
4.0	13.4	13.4-16.7	16.7	17.6	13.2	13.2-16.8	16.8	17.9
4.5	13.3	13.3-16.7	16.7	17.6	13.1	13.1-16.9	16.9	18.0
5.0	13.3	13.3-16.7	16.7	17.7	13.1	13.1-17.0	17.0	18.1
5.5	13.4	13.4-16.7	16.7	18.0	13.1	13.1-17.0	17.0	18.3
6.0	13.5	13.5-16.9	16.9	18.5	13.1	13.1-17.2	17.2	18.8
6.5	13.6	13.6-17.3	17.3	19.2	13.2	13.2-17.5	17.5	19.2
7.0	13.8	13.8-17.9	17.9	20.3	13.4	13.4-17.7	17.7	19.6
7.5	14.0	14.0-18.6	18.6	21.2	13.7	13.7-18.0	18.0	20.3
8.0	14.1	14.1-19.0	19.0	21.6	13.8	13.8-18.4	18.4	20.7
8.5	14.2	14.2-19.3	19.3	22.0	13.9	13.9-18.8	18.8	21.0
9.0	14.3	14.3-19.5	19.5	22.3	14.0	14.0-19.1	19.1	21.3
9.5	14.4	14.4-19.7	19.7	22.5	14.1	14.1-19.3	19.3	21.6
10.0	14.5	14.5-20.0	20.0	22.7	14.3	14.3-19.7	19.7	22.0
10.5	14.6	14.6-20.3	20.3	22.9	14.4	14.4-20.1	20.1	22.3
11.0	14.8	14.8-20.7	20.7	23.2	14.7	14.7-20.5	20.5	22.7
11.5	15.0	15.0-21.0	21.0	23.5	14.9	14.9-20.9	20.9	23.1
12.0	15.2	15.2-21.3	21.3	23.9	15.2	15.2-21.3	21.3	23.5
12.5	15.4	15.4-21.5	21.5	24.2	15.4	15.4-21.6	21.6	23.9
13.0	15.7	15.7-21.9	21.9	24.5	15.7	15.7-21.9	21.9	24.3
13.5	16.0	16.0-22.2	22.2	24.8	16.0	16.0-22.2	22.2	24.6
14.0	16.3	16.3-22.5	22.5	25.0	16.3	16.3-22.5	22.5	24.9
14.5	16.6	16.6-22.7	22.7	25.2	16.5	16.5-22.7	22.7	25.1
15.0	16.9	16.9-22.9	22.9	25.4	16.7	16.7-22.7	22.7	25.2
15.5	17.2	17.2-23.1	23.1	25.5	16.9	16.9-22.7	22.7	25.3
16.0	17.4	17.4-23.3	23.3	25.6	17.1	17.1-22.7	22.7	25.3
16.5	17.6	17.6-23.4	23.4	25.6	17.2	17.2-22.7	22.7	25.3
17.0	17.8	17.8-23.5	23.5	25.6	17.3	17.3-22.7	22.7	25.3
17.5	18.0	18.0-23.6	23.6	25.6	17.3	17.3-22.7	22.7	25.3

「脂肪肝不痛不癢，有那麼嚴重嗎？」

提到肥胖、代謝症候群，還要特別注意肝。肝臟是國人普遍重視的器官，肝病有所謂「國病」的稱號，廣告詞「肝若好，人生是彩色；肝不好，人生變黑白」全民琅琅上口，門診時也常常遇到患者擔心自己的肝不好、爆肝，但你知道目前影響國人肝臟健康最主要的問題是什麼嗎？脂肪肝！許多人健康檢查做了腹部超音波，醫師說有「肝包油」，指的就是脂肪肝。

對於脂肪肝，許多人不以為意，因為不痛不癢，沒有立即的危險，也不會對生活造成什麼明顯的影響，所以常常放著不管，不會積極改變生活形態及飲食。結果就是每次健檢都檢驗出脂肪肝，程度甚至更嚴重，卻依舊不知痛癢，健檢只是一再證明自己什麼都沒改變，問題仍然存在。

罹患脂肪肝，未來可能導致肝臟發炎，甚至發展成肝硬化、肝癌。脂肪肝和代謝症候群可說是兄弟，是代謝症候群在肝臟的表現。肥胖的人有八成罹患脂肪肝，但體重正常的人也可能罹患脂肪肝。患有脂肪肝的人容易有胰島素阻抗性，未來罹患糖尿病、心血管疾病的風險比正常人高。研究還告訴我們，脂肪肝患者最主要的死因不是肝，而是因為心血管疾病，也就是心臟病、心肌梗塞、中風等。奇怪的是，一提到心肌梗塞、中風，大家都怕，講到脂肪肝卻一派輕鬆沒在驚。心肌梗塞、腦中風這類緊急突發狀況固然可怕，但別忘了，緊急事件往往是由平常的小問題慢慢累積而成，到底是希望等到中風或心肌梗塞才來後悔（通常也來不及了）？還是平時就注意身體的異常，做好預防保健呢？答案再清楚不過了。

別以為脂肪肝和代謝疾病是西方國家的專利，其實在亞洲國家也愈來愈普遍，影響愈來愈大。亞洲人因為人種的不同、身體肌肉與脂肪組成的差異，比西方人更容易罹患這些代謝疾病和相關併發症。以臺灣來說，目前國人B型肝炎與C型肝炎帶原者大約三百萬人，隨著B肝疫苗的普遍接種、抗B肝病毒藥物的治療、新一代抗C肝病毒藥物的問世，可以預期，B肝和C肝患者將逐漸減少。然而，隨著飲食西化與精緻化、生活形態改變，脂肪肝的盛行率近年不斷攀升，不只不分男女，還有年輕化、兒童化的趨勢，學童罹患脂肪肝愈來愈常見，筆者門診時就遇過國小胖學童，經超音波檢查發現脂肪肝的。脂肪肝在歐美國家已是慢性肝病的主要原因，可以想見，未來我們也將面臨同樣嚴峻的問題。

經由種種統計數據顯示，肥胖、代謝症候群、脂肪肝、胰島素阻抗性這些彼此相關的代謝疾病，已經對我們的健康造成了重大的危害，國內外皆然，積極防治、重拾健康，刻不容緩。

腸漏與自體免疫疾病

提到自體免疫疾病（autoimmue disease），你會想到什麼？你知道哪些疾病是自體免疫疾病嗎？

在處於平衡的健康情況下，免疫細胞不會攻擊我們自身的組織與細胞，而是會幫助我們抵禦外來的入侵者，避免其對身體造成危害。也就是說，在正常情況下，我們的免疫系統可以分清楚誰是敵人、誰是自己人，知道要保護自己人並且消滅敵人，不會發生錯亂。然而，自體免疫疾病顧名思義，就是免疫系統出了問題，失去平衡，導致免疫細胞攻擊自身的組織，造成細胞、組織、器官的損傷，而且全身上下任何部位、任何器官都可能受影響。

在大多數人的認知裡，自體免疫疾病是一種複雜、難治、只能控制、需要長期追蹤、長期服藥的疾病，好端端地怎麼免疫系統突然會出亂子，常常不知道為什麼罹病。是家族遺傳嗎？偏偏問遍家族成員可能也沒人得過這種病；或許是基因變異；又或者是目前還沒找到明確原因，讓人摸不著頭緒，既莫名又無奈，只想趕快找到和平共處之道。

自體免疫疾病的發生率愈來愈高，近十年來，臺灣罹患自體免疫疾病的人數每年不斷增加。健保署統計，國人領取重大傷病卡最常見的疾病中，自體免疫疾病排行第三，僅次於癌症與慢性精神病。

自體免疫疾病確實是一種症狀複雜多元、診斷也相對不容易的疾病。根據美國自體免疫相關疾病協會（American Autoimmune Related Diseases Association，AARDA）的調查，大多數自體免疫疾病患者在罹病初期，常常苦於多元的慢性症狀，到處求醫，平均經過四．六年，看了近五位醫師，才被確診為罹患自體免疫疾病，由此可見自體免疫疾病的複雜與棘手。

許多自體免疫疾病甚至在年輕時就會發病，嚴重影響生活品質不說，年輕人的未來將有很長的路要與疾病共處，對於生理、心理、經濟、生活難免會造成一定的影響。

自體免疫疾病有很多種類，常見的包括下列幾項：

1. 紅斑性狼瘡（Systemic lupus erythematosus，SLE）
2. 類風溼性關節炎（Rheumatoid arthritis，RA）
3. 僵直性脊椎炎（Ankylosing spondylitis，AS）
4. 第一型糖尿病（Type 1 Diabetes，T1DM）
5. 修格連氏症候群（Sjogren's syndrome），俗稱乾燥症
6. 發炎性腸道症（Inflammatory bowel disease，IBD）：其中包括克隆氏症（Crohn's disease）及潰瘍性大腸炎（Ulcerative colitis）
7. 甲狀腺疾病：包括橋本式甲狀腺炎（Hashimoto's thyroiditis），常見甲狀腺功能低下；葛瑞夫茲氏症（Grave's disease），常見甲狀腺功能亢進
8. 侵犯神經系統的多發性硬化症（Multiple sclerosis，MS）
9. 皮膚的乾癬（Psoriasis）
10. 因麩質而引發的乳糜瀉（Celiac disease）

以上都是自體免疫造成的問題。許多慢性發炎性疾病都和自身免疫系統失衡脫離不了關係，端看發炎主要影響哪些部位與器官，就會造成不同的症狀與表現，臨床診斷也會根據不同的標準與症狀，給予不同的疾病名。但是廣義來說，這些都是身體內的發炎

在作祟。

前面章節我們提到因麩質引起的自體免疫疾病——乳糜瀉，並介紹了它的發病機轉，知道了自體免疫疾病「致病三元素」——基因、環境誘發因子與腸漏。這三個要素的結合，造成了乳糜瀉這樣的自體免疫疾病，而腸漏正是其中的關鍵因素。

根據研究，許多自體免疫疾病都和腸漏密切相關，包括：乳糜瀉、僵直性脊椎炎、發炎性腸道症（包括克隆氏症及潰瘍性大腸炎）、第一型糖尿病、類風溼性關節炎、紅斑性狼瘡等，這些看似不同、實際上症狀表現也不相同的疾病，其實可能有類似的致病機轉，導致體內的發炎，由於發炎發生在不同部位，因此以各種不同的症狀表現出來。

面對像自體免疫這類複雜的疾病，我們除了用藥物來治療，同時也可以試著從根本控制發炎，多管齊下，一起控制病情，進一步讓自己恢復健康。以致病三元素來說，基因、誘發因子、腸漏這三個原因，第一個基因我們無法改變；第二個環境誘發因子最好可以避免，但事實上，除了乳糜瀉明顯是因麩質引起，對於其他自體免疫疾病來說，確切的誘發因子目前還沒找到，所以很難避開、也不知從何避起；最後就剩下腸漏了。若能夠避免腸漏，維持腸道健康，就有機會避免體內的發炎持續惡化，免除免疫風暴的產生，也有助於控制病情，甚至預防疾病的發生。

腸漏與糖尿病

為什麼要特別談糖尿病呢？因為糖尿病的盛行率愈來愈高，臺灣如此，西方歐美國家也是。根據國民健康署統計資料，二〇一五年十八歲以上國人糖尿病的盛行率約是一一·八%，將近兩百三十萬人，而國際糖尿病聯盟（International Diabetes Federation，IDF）的資料更顯示，臺灣糖尿病的盛行率比全球與亞太地區的平均盛行率來得更高。不僅如此，糖尿病也有愈來愈年輕化的趨勢，我在門診就遇過十幾歲的中學生，血糖已經出現異常；也有二十幾歲的大學生不知道自己罹患糖尿病，血糖高到五、六百，出現糖尿病急症——酮酸中毒*，直到頭痛、頭暈、腹痛極不舒服，被送到醫院急診，住進加護病房，才發現原來自己罹患糖尿病。

更嚴重的影響來自糖尿病帶來的併發症。若血糖沒有控制得當，將引發全身性不可逆的大小血管病變及神經病變，例如中風、心肌梗塞、慢性腎臟病、視網膜病變、周邊血液循環差、感覺異常、足部壞死、蜂窩性組織炎，甚至截肢。這些併發症不僅影響生活品質，也對健康及經濟造成沉重負擔，甚至威脅生命。衛福部統計顯示，平均每小時就有一人因為糖尿病而死亡！此外，許多民眾擔心自己腎臟功能不好、怕洗腎，而臺灣素有「洗腎王國」的稱號，但你或許不知道，據統計，這些洗腎患者發生的原因，第一名就是糖尿病，而每兩位新發生的洗腎病患，就有一位是受到糖尿病影響。由此可見，糖尿病對於健康影響多麼重大，並不是只有老人、成人要注意，年輕人、甚至是學童，都應該注意糖尿病。

第一型糖尿病屬於一種自體免疫疾病，常在年輕時發病，主要是因為胰臟分泌胰島素的細胞受到體內免疫反應的破壞，導致胰島素分泌不足。從人體及動物研究發現，在第一型糖尿病的發病過程中，腸漏扮演了關鍵角色，不僅罹病患者身上有明顯的腸漏現象，研究還發現，在第一型糖尿病症狀開始明顯表現並被確診之前，腸漏現象就已經發生且偵測得到了！

在針對罹患第一型糖尿病兒童的研究中發現，罹病兒童的腸道菌組成明顯與健康兒

＊糖尿病酮酸中毒：主要是因為缺乏胰島素，周邊細胞無法充分利用血糖，血液中血糖濃度上升，加上脂肪分解，血液中脂肪酸增加，造成酮體的產生，因此會有高血糖、酮酸中毒的現象。症狀包括口渴、多尿、脫水、嗜睡、精神不佳、噁心、嘔吐、腹痛、呼吸變快等，須立即緊急送醫處置，嚴重的話會致命。

童不同。腸道菌叢生態的改變與不平衡會影響腸道的屏蔽功能，造成腸漏和腸道的不健康，進一步導致體內的慢性發炎，發炎反應會影響負責分泌胰島素的胰臟，導致胰臟受損，血糖控制因而出現異常，形成發炎風暴，最後造成第一型糖尿病。這也顯示了腸道健康及避免腸漏在自體免疫疾病的控制與預防上的重要性。

第一型糖尿病患者畢竟是少數，有超過九成現代人得到的糖尿病屬於第二型糖尿病。那麼，第二型糖尿病與腸漏之間有什麼關聯呢？

提到第二型糖尿病，我們可以回想前文談過的肥胖與代謝症候群，這些疾病看似獨立，但事實上他們幾乎就像兄弟一樣，不僅彼此密切相關，連致病的原因也很相像，只是出現的時間可能前後不同，宛如在同一個光譜上的各個階段，疾病嚴重程度不同、表現輕重不一罷了，本質上都很類似。

研究報告指出，糖尿病容易影響腸胃道功能，而腸胃道功能的異常又容易造成血糖調控出問題，可說兩者彼此互相影響。另外，倘若有腸漏，腸道內壞菌產生的有害物質就容易進入體內，引起一系列的發炎反應，這些發炎反應又容易導致胰島素的不敏感，引起代謝問題，包括血脂、血糖、血壓、發炎指數的異常，到了最終，就是糖尿病。糖尿病本身也容易造成自律神經病變（autonomic neuropathy），而自律神經一旦出現病變，也會影響腸胃道的功能。這就是糖尿病與腸胃功能異常，彼此互相影響造成的惡性循環。

事實上，不只腸漏這個因素會影響代謝問題，腸道菌（gut microbiota）也是維持腸道健康一個極為重要的因素。居住在我們體內的腸道菌數量高達百兆，是人體細胞總數的十倍之多，基因數量則是人類的百倍之多。腸道菌更是近年來科學研究的顯學，許多研究發現，腸道菌叢的異常改變，和腸道系統的免疫功能、體內胰島素阻抗性、肥胖、代謝症候群及糖尿病都有密切相關。例如胖子與瘦子、有糖尿病和沒糖尿病的人之間，他們的腸道菌生態都不一樣。研究也指出，透過改變腸道菌種，有助於控制及預防代謝疾病和糖尿病。此外，腸道會分泌多種賀爾蒙，負責調節血糖穩定、熱量平衡和食欲，一旦腸道賀爾蒙的作用出現異常，血糖控制與代謝當然也會跟著出問題。上述種種研究都告訴我們，維持腸道的健康對於糖尿病及代謝疾病有多麼重要。

根據發表於二〇一六年著名醫學期刊《英國醫學期刊》（*British Medical Journal*，BMJ）的研究報告，當糖化血色素落在5.7～6.4%時，屬於糖尿病前期（prediabetes），心血管疾病的風險已經開始增加。

另一篇刊登於一九九二年糖尿病權威期刊《糖尿病照護》（*Diabetes Care*）的研究報告指出，當患者被醫師診斷罹患糖尿病時（指常見的第二型糖尿病，也是絕大部分患者罹患的類型），血糖異常的問題並不是在確診那一刻才發生，而是在診斷出來的四到七年前就已經出現；因為血糖異常而導致的血管病變風險，也早在四到七年前就已隨之提高。研究學者甚至認為，血糖異常可能早在被診斷出糖尿病的十年前就已經開始！這份研究報告與二〇一六年研究報告可說是互相呼應。也在在告訴我們，在糖尿病前期，心血管疾病的風險已經開始增加，血糖的異常更是老早就已出現，絕不是確診糖尿病才開始。

別再只看空腹血糖

許多人都害怕自己的血糖出問題，擔心罹患糖尿病，尤其是有家族病史的人。看診時，經常遇到民眾做完健康檢查，聽報告解說時，特別急著關心自己的血糖，只要一看到空腹血糖正常（一般標準值為 <100mg/dL）就大大鬆了口氣，好像得到解脫，慶幸自己的血糖沒問題。

但是，即使空腹血糖正常，血糖控制可能還是有問題，甚至正朝著糖尿病之路前進！

舉例來說，如果單純只看空腹血糖，會以為在標準值以內很正常、很好，沒有問題，但是體內血糖調控是否正常，不能只靠空腹血糖來判斷，應該要連胰島素、飯後血糖、糖化血色素都一起評估。

有位六十多歲女性患者的空腹血糖檢測 <100mg/dL，卻發現糖化血色素（HbA1c）是 5.9%。糖化血色素可以反應過去兩到三個月體內血糖的平均值，5.9% 雖然尚未達到 6.5% 的糖尿病診斷標準，但其實已經稍微偏高，並非理想的狀態。

腸漏與腸躁症

下方案例中的情況對你來說是不是很熟悉呢？或者周遭親朋好友正困擾於相似的症狀，被醫師診斷得了腸躁症？

腸躁症是「大腸激躁症」的簡稱，在臺灣盛行率大約兩成，男生、女生、年輕人、長者都可能會罹患腸躁症。最主要的症狀是經常反覆肚子絞痛、腹脹或腸胃不適，同時伴隨著排便習慣的改變，有可能是排便次數的增加（每天超過三次），也可能是排便次數的減少（每週小於三次），另外還有糞便

原來這就是腸躁症！

四十五歲的陳小姐從事業務工作，生活繁忙、工作時程緊湊、壓力大，三不五時接到客戶來電，就得趕快放下手邊事務，先解決客戶的問題。腸胃開始出毛病，最近三、四個月困擾於腸胃問題，經常腹痛和腹脹，壓力來一緊張更是。肚子痛起來就要跑廁所，很快解完便之後肚子會舒服許多，但是糞便都稀稀散散不成型，和以前差很多，一天得跑三～四次廁所。有時在外面，找廁所很不方便。吃了藥也不見改善，擔心自己罹患大腸癌，做了大腸鏡檢查，結果一切正常，醫師告訴她是罹患了腸躁症。

型態改變（硬塊或鬆散、水瀉、帶有黏液，都有可能），以及排完便後肚子就舒服了等症狀。在經過進一步檢查（如大腸鏡）後，往往找不到什麼特別的異常，因而被診斷為腸躁症。

腸躁症是一種功能性腸胃疾病，也就是腸胃的構造沒有明顯異常，做檢查後也沒看到腫瘤或構造的病變，但是功能上卻出現了異常。

功能性腸胃疾病很多元，舉凡便祕、腹瀉、消化不良、胃食道逆流症等，都屬於功能性腸胃疾病，腸躁症也是其中之一。這類問題常常是慢性的、反覆的，對生活品質影響很大。功能性腸胃疾病在現今愈來愈普遍，也是病人就診求醫的常見主因之一。

腸躁症是功能性腸胃疾病中常見的一種，雖然透過一般大腸鏡檢查不會看到明顯構造病變，但研究發現，罹患腸躁症的患者（尤其是腹瀉型或是腹瀉－便祕交替型），其腸道黏膜的緊密連結，和健康人相比明顯有問題。也就是說，這些人明顯有腸漏現象，而且腸漏極可能就是導致他們罹患腸躁症、或是症狀持續無法改善的原因。

有愈來愈多研究發現腸躁症與腸漏之間的密切關聯。腸漏啟動了腸道黏膜的發炎及免疫反應，造成腹痛的症狀。從另一個角度來看，生活形態、飲食習慣、壓力常是造成腸躁症的根源，研究也發現，壓力造成的內分泌賀爾蒙改變，確實會影響腸道的緊密連結，導致腸漏，難怪生活壓力大的人容易罹患腸躁症。

除了腸漏，腸道菌也不容忽視。腸道菌與我們大腦的內分泌、免疫、發炎、神經訊號的傳導、壓力調控等生理作用都有相關，在腸躁症裡也扮演了相當重要的一環，再次呼應前面章節提及「腸腦軸線」的重要性。

腸漏與食物過敏

一講到過敏，大多數人馬上想到的不外乎是打噴嚏、流鼻水、鼻塞的過敏性鼻炎，或是蕁麻疹、異位性皮膚炎這類皮膚疾病，又或是像氣喘、慢性咳嗽等呼吸道疾病。其實許多人有食物過敏的問題，而食物過敏的症狀可謂千變萬化、涵蓋全身。除了前述提到的，其他像是結膜炎、溼疹、腹痛拉肚子、對食物產生的各種不良反應等，都可能和食物過敏有關。雖然醫療科技不斷進展，但是有食物過敏問題的人似乎沒有減少的趨勢，不論男女老幼，或多或少都曾經困擾於過敏。

「這一切都是自己的體質造成的吧？不然怎麼會這麼難纏呢？我看只能認命！」是

大多數過敏者的心聲，覺得注定一輩子要和過敏共處，擺脫不了。沒事偷笑，有事吃藥、擦藥，習慣了就好，沒什麼大不了。

事實上，用不著這麼快就棄械投降，過敏的原因很多，幾十年來人類的基因並沒有什麼太大的改變，食物過敏的盛行率卻逐漸增加，可見體質雖然和基因遺傳有關，但後天環境的各項因素還是有著決定性的影響。我們可以盡量掌握可控制的因素，避免症狀的發生，腸道健康正是其一。

食物過敏的成因錯綜複雜，除了和個人體質與基因遺傳這些先天因素有關，還和飲食、營養、壓力、睡眠、運動、細菌病毒等微生物、藥物、環境毒素等後天因素有關。即便是同一個人，在不同時間、身處不同情境，可能就會有不同的免疫反應，症狀也因此時好時壞。沒事時天下太平，一旦發作起來，不只身體不舒服，還會造成精神不佳，影響工作表現及生活品質，讓人非常困擾。

腸道健康在發炎性疾病及自體免疫疾病中扮演重要角色，食物過敏更是和腸道脫不了關係。我們每天吃進的食物就是在腸道被消化吸收的，過敏原當然也會透過腸道進入體內，接觸到體內的免疫細胞，進一步引發過敏反應。

腸漏現象會增加食物過敏的風險。一個針對食物過敏兒童與青少年的研究發現，對牛奶與蛋過敏的孩童裡，有相當比例的人原本就有腸漏現象。腸漏現象與他們的食物過敏有關，而過敏原造成的發炎反應又容易進一步引發腸漏，使得過敏反應持續甚至惡化。此外，學者還觀察到，這些對牛奶和蛋過敏的孩童，若其有腸漏現象，身高也比較矮，但這需要更深入的研究才能釐清其中機轉。

一如前文所說，腸道黏膜細胞的緊密連結扮演了防火牆的屏蔽角色，可以將致敏性的食物分子阻擋在外，不讓它進入體內，但倘若出現腸漏，相當於防火牆出了問題，門戶大開，容易讓致敏性的物質、未消化完全的食物分子漏進體內，而身體的免疫系統一旦遇到大量的入侵者，自然會發動免疫反應來對付。對於原本就有過敏傾向與遺傳體質的人來說，將容易引發難以控制的免疫反應，各種過敏症狀隨之湧現。這樣的免疫與發炎反應，又會再進一步破壞腸道黏膜細胞之間的緊密連結，讓腸道通透性更增加，腸漏更嚴重，使得更多的致敏性物質持續漏進體內，導致過敏症狀持續並惡化，形成過敏風暴的惡性循環。

除了上述疾病，還有許多疾病也和腸漏相關，包括：胰臟炎、潰瘍性疾病、感染性腹瀉、感染症、敗血症、體內慢性發炎、慢性腎臟疾病，甚至部分癌症（如大腸癌、食道癌）也和腸漏有關。

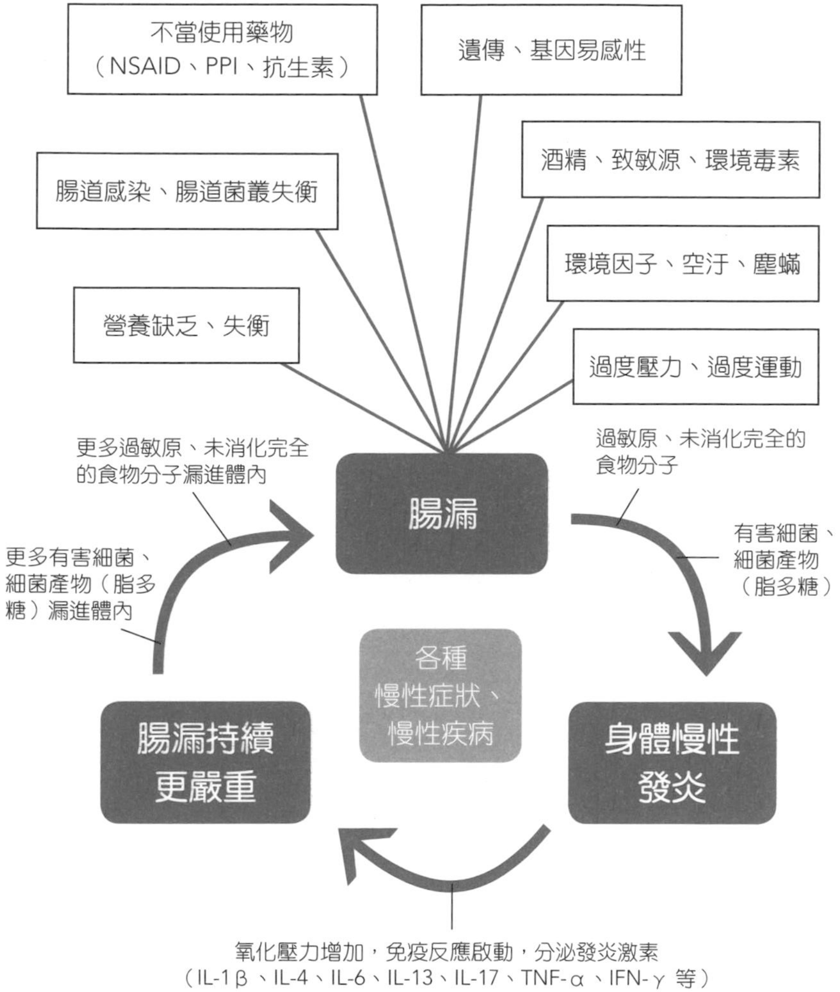

圖 7　腸漏－發炎／腸漏－過敏的惡性循環

Part II

避免NG行為，腸子才不會一直漏

修復腸漏的5R計畫

想修復腸漏，遠離慢性病，必須執行5R計畫。

5R計畫是功能醫學（functional medicine）對於慢性疾病的治療策略，什麼是5R計畫呢？

1.Remove（移除）

移除不該吃、不適合自己吃、不健康、有害的食物或藥物。

2.Replace（取代）

取而代之，給予身體缺乏的營養與有益健康的食物。

3.Re-inoculate（重植）

重新給予腸道好的益生菌與營養，塑造好的腸道環境。

4.Repair（修復）

透過適當的營養，逐步修復過去失衡的腸道黏膜、功能與結構異常的組織器官。

5.Rebalance（再平衡）

調整生活作息、心理情緒、戒除不健康的行為習慣、適當運動、改變態度、打造健康的生活形態。

以上簡稱5R計畫，其根本觀念是：「把對身體有害的移走，給身體所需要的，讓身體自然恢復健康。」一旦做到上述各個步驟，身心靈自然會重新回歸平衡健康的狀態。

這一章會告訴大家平常應該避免的行為，也就是5R計畫裡的第一個R「Remove」（移除），把不好的、不適合的從身體移走。

第三章則教大家如何做、怎麼吃，也就是Replace（取代）和Re-inoculate（重植）。等到把健康需要的各項元素提供給身體以後，身體自然會進行修復（Repair），進而重新建立平衡（Rebalance）的健康生活。

心存僥倖，而是在稍微出現問題時就即時調整，在健康檢查出現一點紅字時就做出改變，才能讓自己從「亞健康」（sub-optimal health）重新回到健康，而不是一步步走向疾病。我們都知道，預防重於治療，治病於未病、積極預防、掌握健康，才是節省成本、常保健康的王道。

「我有家族病史，一定是遺傳的關係啦！」很多人這麼說，彷彿這樣可以減少自己的罪惡感、減輕對健康該負的責任。

確實，就慢性病來說，基因或許扮演一定角色，但只扮演其中一個小角色，真正決定到底會不會發病的關鍵，在於自己選擇過什麼樣的生活，選擇吃什麼食物、怎麼運動、怎麼睡眠、怎麼紓解壓力、怎麼調整生活形態，這些後天的決定與選擇，才是啟動體內基因的關鍵。

科技進步已經讓人類基因解碼成為現在式，個人化醫療正熱門，每個人帶有各自不同的基因，都是獨立的個體，而且即便帶有疾病風險的基因，也不代表注定會生病；相反地，我們可以把這樣的基因視為每個個體的獨特性，提醒我們生活中應該如何注意，找出適合自己的飲食習慣及生活方式，維護腸道健康，避免真的走上發病一途。了解遺傳病史、解開基因密碼，並不是提早看透人生劇本，宣判自己的一生，只能被動等待病症降臨的那一刻；相反地，它可以指引我們趨吉避凶、走向一條更好、更健康的人生道路。

羅馬不是一天造成，慢性病也不是突然發生

不只處理腸漏問題才需要執行 5R 計畫，面對現代許多慢性疾病，都可以運用同樣的概念。

我在門診常對病人一再強調，慢性病不是一夕之間發生，許多人在被告知罹病的那一瞬間，往往一臉驚訝無法置信：「怎麼可能？我怎麼會突然得到這個病？以前檢查都很正常啊？」

不，一切都不是「突然」發生，全部有跡可循，而且已經經歷了好幾年的異常。要是我們不認真對待身體這部精密的機器，吃進許多不該吃的東西、該吃的營養卻吃得不夠或不均衡，再加上各種有害健康的習慣與行為，人體這部機器就會被慢慢地、一點一滴地耗損，只是沒有被發現而已。或者就算被發現了，自己卻沒有做出任何改變，導致情況愈來愈糟。直到真正出現症狀警訊的那一天，許多人才驚覺：「怎麼會突然得到這個病？」

慢性病的根源絕大部分來自於生活，生活中的飲食營養、運動活動、休息睡眠、壓力、情緒、關係（包括人際、社會等）、身心靈狀態等各個面向，一旦我們忽略了，任憑它們不斷地失衡、走樣，就算是鐵打的身體也會被操壞，更何況只是血肉之軀。身體的健康大多是一點一滴慢慢地流失，日常生活中不一定有感。也可能正因為無感，常常被我們忽略，持續用不健康的方式生活，繼續磨耗自己的身軀，終究累積到變嚴重的那一天。等出現症狀或是健康檢查報告真的出現嚴重紅字了，醫師明確告訴你得了病，才驚覺到嚴重性，就像溫水煮青蛙。

唯有平時多注意自己的身體反應、健康狀態、生活習慣，不

NG行為一：吃下不該吃的食物

民以食為天，「吃」可說是每個人每天都會做的事。「吃」帶給我們快樂，也是維持人體健康、正常機能運作所必須，因為人體需要的營養必須透過吃，才能夠進一步被消化吸收，為細胞所利用。

食物是我們的營養來源，吃對東西可以讓我們更健康；相反地，吃錯東西不僅攝取不到營養，反而吃進有害物質與毒素，影響腸道健康，造成疾病。看看現代許多不正確飲食造成的慢性退化性疾病，再想想常說的「病從口入」，還真是有道理。

食品添加物

想想看，上次到超市或便利商店買食品是什麼時候？為什麼會買那樣東西？因為看起來誘人好吃？因為便宜促銷？因為熱量低？因為大家都買？因為省時方便？你有看背面的成分標示嗎？其實，很多標示成分我們根本看不懂，即便是用中文寫的（沒有中文標示的更不用說，建議問清楚再買）。但更多時候，許多人連看都沒看，從架子上拿下來到櫃檯結帳就直接離開。你是不是也一樣？

忙碌、緊湊、沒時間，幾乎是現代人的生活寫照，不只大人，連學童也是如此。在時間的擠壓下，「吃」常常是被忽略、甚至犧牲的一環，只求快速、方便、填飽肚子即可，根本難以顧及食物本身的品質。很多外食族直接買現成的外食或是便利商店的食物，先不提營養素是否均衡，光是其中可能含有的食品添加物，就足以影響我們的健康了。

免疫學期刊《Autoimmunity Reviews》裡一篇文獻回顧的文章提到，現代人吃的食品，為了增加食物的美味、保存、口感、色澤，常會添加許多化學添加物，包括糖、鹽、乳化劑、有機溶劑、麩質、人工色素或香料等，而這些添加物會增加腸道通透性，形成腸漏，這與現在自體免疫疾病發生率愈來愈高息息相關。

刊登在世界頂尖權威期刊《科學》（*Science*）的研究報告指出，今日常見的食品添加物——乳化劑，若是食用過多，容易影響腸道菌的作用，導致慢性發炎，除了引發自體免疫疾病，如發炎性腸道症，還會進一步影響代謝，造成肥胖及代謝症候群的問題。

除此之外，食物過敏或食物敏感性（參見八十一頁）也和添加物脫離不了關係。

高糖、高精緻化的西式飲食

肥胖、代謝症候群、脂肪肝盛行率不斷增加，就連學童也不例外，影響健康甚鉅。在門診，我遇過爸爸帶著讀中學的孩子來看感冒，當我對體型略顯粗壯肥胖的青少年進行檢查時，無意間瞥見他脖子後方有絨毛狀的黑色粗糙皺褶皮膚，立刻告訴一旁的爸爸這是「黑色棘皮症」（Acanthosis Nigricans）。

皮膚之所以會變成這樣，是因為罹患了胰島素阻抗性，也就是體內產生過多的胰島素，而過多的胰島素會刺激皮膚增生變厚，外觀看起來就顯得顏色深沉、粗糙像絨毛，皮膚皺褶處尤其明顯，例如脖子後方、腋下、腹股溝、膝蓋等。這不是皮膚沒洗乾淨，而是身體的內分泌及代謝出了問題。罹患「黑色棘皮症」一定要先檢查，確認是否罹患代謝疾病，才能更進一步治療。只有改善胰島素阻抗性，皮膚才有可能恢復光滑亮白，不斷搓洗是沒用的。

「原來如此！他媽媽都以為是沒洗乾淨，一直要他用力洗，難怪都沒效！請問醫師，胰島素阻抗性是怎麼造成的？」

胰島素是體內胰臟分泌的賀爾蒙，用來控制血糖，讓血糖穩定，也讓細胞得以利用

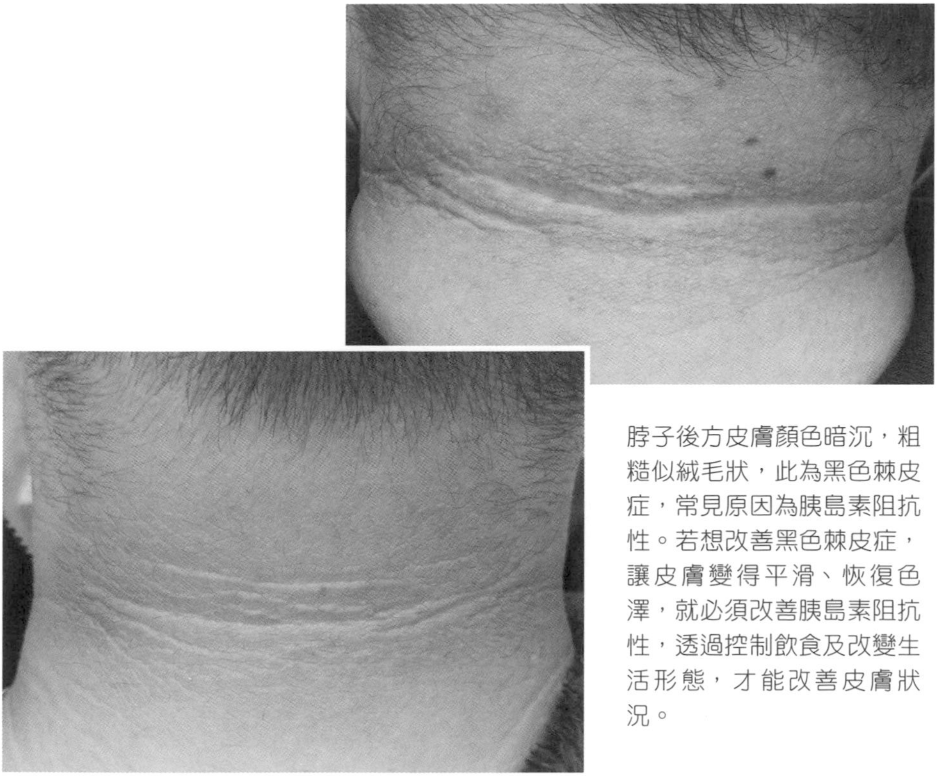

脖子後方皮膚顏色暗沉，粗糙似絨毛狀，此為黑色棘皮症，常見原因為胰島素阻抗性。若想改善黑色棘皮症，讓皮膚變得平滑、恢復色澤，就必須改善胰島素阻抗性，透過控制飲食及改變生活形態，才能改善皮膚狀況。

圖 8　**黑色棘皮症**

素來把血糖控制在正常範圍內，因此，在這個階段抽血檢驗空腹血糖會發現血糖值是正常的，讓人誤以為很健康，但若進一步檢測胰島素濃度，發現胰島素濃度異常地高，那就表示血糖控制其實已經出問題了！這個時期身體不見得會有任何不適，一般健康檢查空腹血糖也正常，因此很容易被忽略。隨著時間過去，倘若沒有做出任何改善，胰島素阻抗性會愈來愈嚴重，體內分泌的胰島素也愈來愈多，而血糖也開始不受控制，飯後血糖隨之跟著異常，接下來空腹血糖也會異常了，這幾個階段大約會歷經四到七年，然後就是確診罹患糖尿病。

站在預防疾病、健康促進的角度來看，我們當然不希望等到被診斷罹病才來後悔、才來治病，而是希望能夠早一步發現並做出改變。由上述血糖調控的各種變化來看，我們了解到，單看空腹血糖值難以窺探整個血糖調控的全貌，應該要看看胰島素的變化、甚至飯後血糖也應該一起看，才能知道自己目前的血糖控制是處於哪個階段，也才有機會在罹病之前及早發現、及早改變。

回到上述的案例，雖然空腹血糖值 90 mg/dL 屬於標準範圍，但是胰島素濃度 35.4 μIU/mL 已明顯超標，聰明的您，還認為這樣的血糖調控沒問題嗎？飲食和生活形態不需要改變嗎？答案應該再明顯不過。

認識胰島素阻抗性

四十多歲上班族，體重肥胖，腰圍超標，血壓高，抽血檢驗空腹血糖 90 mg/dL 位在標準值內，但是他的空腹胰島素濃度高達 35.4 μIU/mL，遠超過標準值的 4 ～ 16，明顯有胰島素阻抗性。有胰島素阻抗性的人容易罹患脂肪肝、腰圍粗、血壓／血脂／血糖異常，體重也很難減，即便空腹血糖目前正常，其實已經走在邁向糖尿病的路上，倘若飲食及生活形態不改，可以預期有一天終究會得到糖尿病。

胰島素（insulin）是一個重要卻被忽略的指標。在門診遇到許多民眾，認為自己空腹血糖正常就表示血糖控制沒問題，其實不然。針對肥胖、血糖異常或者在意自己血糖控制正常與否的民眾，我都一再向他們強調胰島素的重要性，因為如果想更早一步發現血糖控制是否出現異常，就必須了解胰島素的變化。

為什麼光看空腹血糖值不夠？又為什麼胰島素可以更早偵測到血糖的問題？我們先簡單了解一下，血糖與胰島素在被診斷糖尿病之前是如何變化的，這樣就更清楚為什麼胰島素那麼重要了。

當血糖調控開始出問題時，會先升高的並不是空腹血糖，也不是飯後血糖，而是體內的胰島素濃度。體內的胰島素濃度若長期處於高點，會造成體內產生胰島素阻抗性，也就是胰島素的作用變得比較不靈敏，所以身體會分泌比平常更多的胰島血糖產生能量，但是現代人的飲食太精緻、太甜，食物吃進體內後往往讓血糖上升得太快，長期下來，導致體內胰島素分泌過多，久而久之胰島素作用會變差、變鈍，形成胰島素阻抗性。有胰島素阻抗性的人通常也會伴隨肥胖和脂肪肝。

「難怪，他怎麼樣都瘦不下來，就是愛喝飲料啦，便利商店各種口味的飲料幾乎都喝過了！」

研究告訴我們，西式飲食普遍高油、高糖又精緻，容易造成腸道菌叢不平衡、引發腸漏、體內慢性發炎，進而造成發炎性腸道疾病如克隆氏症、代謝症候群、脂肪肝，現在零食、飲料、甜品唾手可得、充斥坊間，倘若不為孩子的飲食把關，必將造成未來健康上的隱患及負擔。

「不吃甜食、不喝飲料好困難，喝低熱量的代糖低卡飲料總可以吧？」一般來說，低卡飲料或零卡飲料是以代糖取代果糖，熱量低，喝起來又有甜味，能滿足我們的味蕾，同時又覺得對健康比較沒有負擔。但代糖會改變腸道菌叢生態，影響代謝，造成血糖控制異常。近期更有研究發現，代糖飲料與中風及失智症的風險有明顯的關聯性，建議這類飲料或甜食還是盡量避開較好。

健康食物——「食物敏感反應」的可能元凶

「醫師，我改吃天然非重度加工，也不添加有的沒的添加物的食物，應該就沒問題，就可以常保健康了吧！」

很遺憾的，答案是「不一定」。

有位三十多歲的女老師長期為疲勞所苦，三不五時感冒、口腔潰瘍、身體痠痛。為此，她特別注重自己的飲食，每天用各類「抗氧化」五彩蔬果打成「精力湯」，想搶救自己的健康。

沒想到，疲勞並沒有因此改善，她也為此困擾不已。我建議她做食物敏感 IgG 檢測（詳見八十四頁），發現她對三十多種蔬菜、水果、豆類、堅果類都出現敏感反應，其中好幾樣正是精力湯的食材！這些公認有益健康、可補充精力的食物，因為不適合她，反而造成身體慢性發炎，一點一滴耗損她的精力。

世上的食物種類何其多，每個人都是獨立的個體，帶有不同的基因遺傳因子，每一種食物分子進到不同個體，都可能引發不同的免疫反應，前面提過的「乳糜瀉」就是典型的自體免疫疾病例子（參見三十一頁）。即便是天然的食物，甚至普遍認為有益健康的食物，也不見得適合所有人。

舉例來說，有人吃了螃蟹、蝦子，全身馬上產生急性蕁麻疹的過敏反應；有人因為缺乏分解乳糖的酵素，有乳糖不耐症，一旦喝了牛奶，腸道無法順利消化乳糖，就會產生嚴重程度不一的腸胃道症狀，如腹痛、脹氣、腹瀉等。這類症狀都是對食物產生的不良反應，通常在吃下食物後的數分鐘至數小時內發作，自己若能察覺，以後盡量避開這類食物就好。

但是，有一種情況來得慢，不容易被察覺，症狀多元，反反覆覆，不勝其擾，影響生活品質，你我周遭可能就有人患有這樣的狀況卻不自知，也就是「食物敏感反應」（food sensitivity reaction）。

有別於急性過敏反應（因為免疫球蛋白 IgE 所引起）通常來得又急又快，如蕁麻疹、流鼻水、鼻塞、打噴嚏、眼睛癢，嚴重者影響呼吸道引發休克等，「食物敏感反應」往往在接觸到該食物之後好幾個小時，甚至兩、三天之後才發生，相關症狀不是立即性的，也不見得很嚴重，但仍然是有感的、反覆的、惱人的。這類症狀從頭到腳都有可能，舉凡慢性頭痛（如偏頭痛）、注意力不集中、焦慮、睡眠障礙、慢性溼疹、慢性蕁麻疹、痘痘、乾癬、鼻炎、慢性疲勞、消化不良、腹痛／腹瀉／腹脹（如腸躁症）、體重難減、腦袋鈍鈍（foggy mind 或 brain fog）、關節痠痛等各種症狀，都可能和「食物敏感反應」有關。

許多人以為食物過敏的症狀僅限於皮膚癢、蕁麻疹、打噴嚏、流鼻水，很少人會把皮膚與鼻子以外的症狀和食物聯想在一起，就算一度懷疑是因為食物引起，也常常想不起自己兩、三天前吃了什麼，再加上食物種類千變萬化，很難確實找到引發症狀的元凶。

正因如此，這類食物敏感反應常常在生活中反覆發生。有些患者做了常見的急性過敏原檢測（IgE test），想找出可能引發症狀的食物，卻不一定找得到凶手，因為「食物敏感反應」屬於非 IgE 的免疫反應（non-IgE immune reaction），跟 IgE 引起的急性過敏反應不一樣，做 IgE 的檢測自然找不到原因。苦於「食物敏感反應」的人因此束手無策，不知如何是好，往往是症狀一來就吃藥壓制，好讓自己舒服一點，希望和症狀和平共處。但更重要的是，為了不讓症狀持續出現甚至惡化，建議先試著找出自己的敏感性食物，再進一步透過飲食調整來改善健康。

由於人的免疫反應與腸道健康會受到外在環境、飲食、生活形態的影響，因此，當我們經過三到六個月的飲食調整，除了自行觀察症狀的變化，也可以再次追蹤檢測，看做了「食物敏感 IgG 檢測」後，根據結果，可以試著把會產生敏感反應的食物排除掉不吃，同時觀察症狀的改變，也就是所謂的排除性飲食治療（elimination diet）。

針對患有腸躁症的患者，做了「食物敏感 IgG 檢測」後，給予三個月的排除性飲食治療，可以明顯改善腸躁症症狀、提高生活品質。但要是再次食用這些敏感性食物，症狀就再度復發。患有慢性偏頭痛的患者，同樣透過「食物敏感 IgG 檢測」並進行排除性飲食治療，一樣得到顯著的改善。由此可見，只吃天然食物並不夠，還必須吃對食物！

偏頭痛與腸道疾病（如腸躁症、乳糜瀉、發炎性腸道疾病、腸胃蠕動異常、腹痛等）密切相關，有偏頭痛的人也比較容易有腸胃的症狀。這些疾病的共通之處就是腸道的通透性增加，也就是腸漏。不僅如此，許多研究也都發現，腦部疾病與腸漏有密切關聯，包括憂鬱、自閉症、壓力等，由此可知「腸腦軸線」的重要性，以及腸道在全身健康裡扮演的關鍵角色。

找出你的敏感性食物（方法一）

◆食物敏感 IgG 檢測（Food sensitivity IgG test）

「食物敏感反應」引發的症狀多變，又容易反覆發作，一般的「急性過敏原檢測」（IgE test）不容易找到答案，但「食物敏感 IgG 檢測」或許可以幫助我們找到可能的問題食物。

「食物敏感 IgG 檢測」全名是「食物敏感 IgG 抗體檢測」，主要檢驗血液中特定食物分子的 IgG 抗體，和傳統的急性過敏檢測針對 IgE 檢驗不同。

免疫反應錯綜複雜，我們常說的過敏反應，指的往往是急性過敏反應，主要參與其中的是免疫球蛋白 IgE，這種反應來得快又急。然而，「食物敏感反應」是屬於另一種非 IgE（non-IgE）引起的免疫反應，症狀來得比較慢，多半也不會像 IgE 引起那麼嚴重的症狀。而這種非 IgE 的食物不良反應（non-IgE food adverse reaction）檢測，檢驗的不是 IgE，而是其他種類的抗體，如 IgG。體內的食物抗體濃度升高，反應出腸道屏蔽功能可能有所缺損，導致過敏原容易進到體內，引發免疫反應。

找出你的敏感性食物（方法二）

◆飲食紀錄

除了抽血做「食物敏感 IgG 檢測」，想找出敏感性食物還有一個方法：徹底執行「飲食日記」（food diary）。

現今的「食物敏感 IgG 檢測」囊括數十種至上百種常見的食物品項，已經可以提供我們許多資訊。但食物種類千百種，目前無法每種食物都一一檢測，我們吃的食物很可能現在是無法被檢測的，這時若能透過飲食日記，把自己每天吃的食物記錄下來，吃的、喝的全都照實記錄，同時把身體發生的任何症狀全數記錄。三週以後，試著從飲食日記裡找出食物與症狀之間的關聯，或許就會發現蛛絲馬跡，找到引發症狀的食物來源。現在幾乎人人都有智慧型手機，隨身攜帶，隨時可以將自己吃的食物、發生的症狀，隨手記錄下來，相當方便。

看自己對食物的敏感反應是否有所改善，也讓自己知道還有哪些需要注意的地方。

常見的敏感食物包括：小麥、奶、蛋、黃豆*、堅果、花生、海鮮等，這些常常是日常飲食裡的食材原料，因此對於有慢性症狀卻老是找不到原因的人來說，得特別注意是不是在不知不覺中吃進了許多敏感性食物。

NG行為二：不當使用藥物

根據衛生福利部食品藥物管理署二〇一六年公布的調查報告顯示，高達六八%的民眾會自行購買指示藥或成藥，但只有四成的人在使用前會諮詢專業醫療人士，有大約兩成的民眾憑著過去的經驗吃藥，還有大約一成的民眾根本不看標示。民眾最常購買的前三名藥品則是止痛藥、感冒藥、腸胃藥，其中止痛藥物占了大約兩成，是最高的。但是，知道你吃的藥物可能帶來什麼樣的副作用嗎？長期不當使用可能會引發腸漏，建議務必經過專業醫療人員指示與建議使用，千萬不要自行作主。

---

* 黃豆、黑豆、毛豆看似不同，其實屬於同一物種，具有共同的蛋白質，可說是三兄弟，只是採收時的成熟度與顏色不同罷了。對於黃豆有過敏或敏感反應的人，除了避開黃豆製品，也要記得避開毛豆和黑豆！

制酸劑

現代人生活忙碌、壓力大、飲食不正常、暴飲暴食，常常發生胃痛、胃酸症狀（包括胸口灼熱感，即所謂溢酸、溢赤酸、火燒心），甚至連慢性喉炎、慢性咳嗽、喉嚨異物感、聲音沙啞，也可能是長久胃酸逆流造成的，這些症狀也常是患者上門求診的主因。

我發現不少這類患者在自己「感覺」胃不舒服或認為有胃酸症狀時，往往會自行服用胃藥制酸劑。要嘛自己去買、或吃家人朋友推薦的、或是以前剩下的。有些人由於症狀反覆發作，吃一般胃藥不見改善，又害怕做胃鏡檢查，寧願花多一點錢購買所謂「貴一點」、「比較好」的胃藥服用，而這類藥通常就是質子幫浦抑制劑ＰＰＩ（Proton pump inhibitor）。此外，另一類常見胃藥還有第二型組織胺受體拮抗劑（H2 receptor antagonist，或稱 H2 blocker）。

這兩種胃藥的主要作用都是減少胃酸分泌，也是非常普遍使用的胃藥。許多人認為吃個胃藥沒什麼大不了，一有不舒服就吞一顆。事實上，這種情況正是必須小心的，因為在沒有經過醫師正確診斷的情況下，隨意服用這類減少胃酸分泌的藥物，長久下來會使胃酸分泌不足，容易引發腸漏，妨礙健康。

要知道，胃酸不是壞東西，不能逢酸就壓。胃酸是人體健康所必須，它有許多功用，包括：(1)幫助礦物質如鈣、鎂、鐵的吸收。(2)幫助維生素B_{12}的吸收。(3)幫助維持胃內的酸性環境，消滅食物中的細菌及外來微生物。(4)胃酸正常分泌，才能讓胃內的酵素正常作用，幫忙將大分子蛋白質分解成更小的分子，以利腸胃道的吸收。

由此可以想見，一旦胃酸分泌不足，影響原本該有的功能時，長久累積，各種健康問題自然接踵而至。國際知名內科學期刊 *JAMA Internal Medicine* 在二〇一六年就刊登了文章，告訴大家使用PPI可能會增加急慢性腎臟病、鎂離子低下、細菌性腹瀉、肺炎、骨質疏鬆及骨折等風險。也有研究發現，PPI的使用和心血管疾病，甚至失智症相關。另外，抑制胃酸分泌的PPI會改變腸胃道的酸性環境，影響生態，容易導致腸道中的細菌滋長，長期使用PPI的人，小腸中細菌過度生長（small intestinal bacterial overgrowth，SIBO）的風險比較高。

要小心的是，長期使用PPI還可能會引發腸漏，甚至是「胃漏」，這是大家過去很少注意到的，因此特別容易被忽略。前段提到的小腸細菌過度生長就容易造成腸漏，而腸子一旦產生腸漏，就會增加體內慢性發炎和罹患脂肪肝疾病的風險。如第一章所述，許多疾病也可能隨著腸漏而來。

除此之外，制酸劑的使用也和食物過敏有關。研究發現，接受三個月的質子幫浦抑制劑或第二型組織胺受體拮抗劑治療後，會增加食物過敏的風險，因為胃酸分泌減少會影響蛋白質的消化。研究更顯示，Omeprazole（一種在臺灣也非常普遍使用的PPI，一般人熟知的商品名為Losec）只要連續使用五天，就足以讓胃內的酸鹼pH值上升到五。然而，胃內酵素在pH值介於一．八～三．二的環境才能發揮最佳作用，換言之，由於使用了PPI，胃酸分泌不足，無法維持理想的酸性環境，不僅無法達到殺菌的保護作用，更讓酵素無法發揮作用，影響食物蛋白質分子的消化，再加上腸漏，使得這些食物大分子的過敏原進入體內，自然容易造成食物敏感與過敏，以及自體免疫疾病乳糜瀉。

你一定無法想像PPI的使用有多麼普遍！據研究統計，美國在二〇一三年有超過一千五百萬人使用PPI，光是花在PPI的經費全年超過一百億美金，而且其中有將近七成的PPI使用者並沒有明確的適應症，還有大約四分之一長期使用PPI的人其實可以停藥。在某些國家，例如美國，民眾甚至不需醫師處方籤（over-the-counter）就可以自行買到PPI。專家學者因此呼籲，應該減少不必要的PPI使用。

PPI 可能引起更厲害的胃酸症狀？

「醫師，你沒說錯吧？你不是說 PPI 是用來抑制胃酸分泌的嗎？怎麼反而會引起更厲害的胃酸症狀呢？」

千真萬確！丹麥學者做了一個實驗，找來一百二十位健康的受試者，他們都沒有任何腸胃不舒服的症狀，將他們分成兩組——

對照組：使用十二週安慰劑治療。

實驗組：先接受八週 PPI 治療，也就是一天 40 毫克的 esomeprazole ——即健保藥品「耐適恩」——然後再接受四週的安慰劑治療，總共也是十二週。

實驗的過程中，每週都會調查兩組受試者是否有胃酸相關症狀，包括胃不適、酸逆流、胸口灼熱感。

結果令人出乎意料，實驗組在九到十二週時，比對照組出現了更高比例的明顯胃酸症狀！

奇怪，怎麼停掉 PPI 之後，反而會有更明顯的胃酸症狀呢？這太令人驚訝了！學者認為是停用 PPI 之後產生的胃酸反彈症狀（Rebound acid hypersecretion，RAHS），這樣的現象可能會讓人誤以為症狀還沒好，以為藥的劑量不夠強或是治療期間不夠久，因而繼續用藥，實在必須小心！

本來要抑制胃酸，吃了藥反而引起症狀。這是所有人萬萬沒想到的。建議若有胃痛、腸胃不適，務必就醫，尋求正確專業的診斷、檢查與治療，好好與醫師配合，不要自行隨便吃藥。有時候心臟疾病症狀也像胃痛，千萬不要自作主張，自己當醫生、下診斷、隨便找藥吃，否則恐怕延誤病情，得不償失！

臺灣的狀況呢？根據二〇一五年的新聞報導，常見且普遍使用的ＰＰＩ「耐適恩」（英文商品名 Nexium，成分為 Esomeprazole），在二〇一四年二十大暢銷藥物排行榜上排名第十八名，年度花費達九．六億臺幣。事實上，臺灣市面上的ＰＰＩ不只「耐適恩」一種。而第二型組織胺受體拮抗劑雖然未上榜，但它和ＰＰＩ一樣會抑制胃酸分泌，影響胃內的酸性環境，應該更謹慎地使用。

門診時，曾遇到患者已經吃了一、兩年的ＰＰＩ，實在必須注意可能帶來的副作用。建議針對自己的病情與健康狀況，和醫師好好討論治療策略，最重要的是從生活習慣及飲食方式著手改善，才能真正治根。千萬不要一有胃酸症狀，只想著趕快吃強效的ＰＰＩ來抑制。

非類固醇類消炎止痛藥

非類固醇類消炎止痛藥（Non-steroid anti-inflammatory drug，ＮＳＡＩＤ），就是我們常稱的止痛藥或消炎藥，這類藥物的使用也非常普遍，具有減少發炎、抑制疼痛的效果，舉凡上呼吸道感染（感冒）、喉嚨發炎、關節炎、肌肉痠痛、女性生理痛、頭痛等，都可能會用到，常見成分包括 diclofenac、ibuprofen、naproxen、mefenamic acid、ketoprofen、indomethacin 等。門診時，常遇到患者經常使用這類藥物，有的是因為長期頭痛、有的是生理痛、有的是感冒喉嚨痛、有的是吃了普拿疼（成分為 acetaminophen）後沒有改善，改吃這類消炎止痛藥。

「你常頭痛，那平常都怎麼處理？」

「我會吃日本帶回來的EVE，看網路介紹的，去日本玩順便買回來備著，還蠻有效的耶！」

每次聽到患者這樣回答，我常進一步詢問：「EVE的成分是什麼？」得到的答案往往是：「不知道，反正大家都說有效，效果真的也不錯。」

在日本，EVE是一種不需要醫師處方就可以買到的藥物，也就是所謂的成藥，它的主要成分是 ibuprofen，這個成分的藥物在臺灣也有，有錠劑供大人使用，劑量還比EVE高，另外也有液劑供小孩使用。

許多人到日本旅遊，透過口耳相傳，常在當地藥妝店購買成藥當作伴手禮，送禮自用兩相宜，難怪大家都順便買來「備著」。其實類似的狀況並不少見，國人出國旅遊頻繁，各國對於藥品販售的規定不盡相同，去日本可以買到EVE這類消炎止痛藥；去美國，含有 ibuprofen 成分的消炎止痛藥（商品名 Advil）與前述的胃藥ＰＰＩ，同樣不需處方就買得到。門診常會遇到患者自行服用這類藥物，但往往不清楚成分，因為這類國外購買的藥品沒有中文標示，至於副作用警語，多數消費者當然不知道，也沒特別注意看。

自行購買這類成藥使用必須特別小心，以 ibuprofen 這類ＮＳＡＩＤ消炎止痛藥物來說，常見的副作用包括潰瘍、腸胃不適、腸胃出血、肝腎功能異常、過敏等，甚至會引起嚴重的皮膚過敏症狀 Stevens-Johnson 症候群。不僅如此，不當使用ＮＳＡＩＤ會導致腸道通透性增加，引發腸漏，甚至在服用後的幾小時內就會產生。若是長期頻繁使用這類藥物更要小心，腸漏容易造成體內慢性發炎，進而導致其他疾病。

身體有病痛時，要是不去找尋根本原因，從根本治療與處理，只是一味自行吃消炎止痛藥，進而引發腸漏，豈不是讓自己陷入發炎疾病的惡性循環嗎？身體不適還是應該就醫，尋求正確專業的診斷與治療，千萬不要自己隨便買藥來吃。

抗生素

抗生素相信大家一定不陌生，它是用來消滅細菌的藥物，舉凡肺炎、化膿性扁桃腺炎、鼻竇炎、中耳炎、蜂窩性組織炎、皮膚膿疱潰瘍、泌尿道發炎、細菌性腸胃炎等因為細菌感染造成的疾病，都可能會用抗生素來治療。

正確且適當地使用抗生素，有助於控制病情，避免細菌感染擴大，導致嚴重的蜂窩性組織炎，或是細菌流竄全身形成菌血症。然而，抗生素也有副作用，例如可能導致黏膜發炎，造成腹瀉。如果使用不當，不僅容易產生抗藥性，殺掉壞菌的同時，也殺掉了腸道中的好菌，破壞腸道菌叢的平衡。這樣一來，不只容易引發腸漏，還會進一步影響全身各方面的健康，例如：自體免疫疾病的發炎性腸道症（其中包括克隆氏症及潰瘍性大腸炎）、類風溼性關節炎、糖尿病、肥胖、過敏及氣喘等，都跟腸道菌叢生態失調有關。

抗生素藥物的使用現今已相當普遍，我們應該要注意濫用的問題，因為濫用抗生素而導致細菌出現抗藥性的消息時有所聞。世界衛生組織在二〇一七年二月即針對全球日益嚴重的抗藥性細菌議題提出警告，有史以來第一次公布了會對健康造成嚴重危害的十二種具有抗藥性的超級細菌名單，呼籲各界一同重視抗藥性細菌的問題，若置之不理，對人類健康與醫療體系將造成莫大威脅。

門診時，也遇過民眾因為輕微感冒症狀來求診，主動說要吃抗生素才會好。一般感冒就是上呼吸道感染，大多是病毒引起，以症狀治療為主，多休息、補充足夠水分、注意均衡營養，身體免疫力好了，病情自然就會好轉，並不需要使用抗生素。當然，如果因為感冒進一步併發細菌感染，例如中耳炎，那就需要適當的抗生素治療了。

抗生素可簡單分為第一線使用和後線使用的抗生素，或是分為窄效型與廣效型抗生素，該使用哪一種抗生素、劑量多寡、怎麼使用、使用多久、需不需要使用後線或廣效型抗生素，應該交由專業的臨床醫師，根據病人的病況做調整，民眾千萬不要自作主張，或是自行隨意使用抗生素，甚至想直接使用後線型、廣效型、強效型。請務必讓醫師評估診斷後，依病情需要適當使用，避免不必要的抗生素使用，免得弊大於利，反而有礙健康。

NG行為二：酒精

酒精會影響水分、電解質、維生素的吸收，對於腸胃道黏膜細胞會產生毒性，還可能造成腸胃道黏膜細胞壞死，甚至造成腸胃道出血。除此之外，酒精會促使腸道內的壞菌生長，壞菌會分泌容易引起身體發炎的脂多糖，同時讓腸道黏膜細胞間的緊密連結鬆脫，形成腸漏，讓有害物質進入體內循環，引起全身性的發炎反應。而且，不是只有長期飲酒才會這樣，短期攝入酒精也可能會破壞腸道的屏障，引發腸漏。

值得注意的是，不論酒精濃度高低，都會影響腸道細胞。實驗顯示，即使是使用低濃度酒精（一％～一〇％）的溶液，在六十分鐘的實驗過程裡，仍可看到腸道的屏蔽功能愈來愈差，而且隨著酒精濃度的增加，影響愈大。此外，除了酒精本身，酒精在體內的代謝產物乙醛，也會在體內產生氧化壓力，破壞腸道黏膜，導致腸道通透性增加，因而引發腸漏。臺灣民眾普遍缺乏代謝酒精的酵素，導致喝了酒之後，體內容易堆積乙醛。正因如此，不論酒精濃度高或低，建議都盡量避開酒精性飲料。

NG行為四：接觸環境中的有害因子

塵蟎

講到塵蟎，你會聯想到什麼？

「哎呀，就是過敏原啊！我從小就對塵蟎過敏，每次只要一翻動棉被、打開衣櫃、整理寢具，噴嚏就打個不停，狂流鼻水，幾乎都要用掉一整包面紙，有時候還會咳嗽，難過死了！」「朋友的小孩嚴重過敏，聽說去驗過敏原，結果對塵蟎過敏耶，有時候症狀一來還會氣喘，呼吸困難！」

塵蟎，大概是許多人一提到過敏時，第一個想到的過敏原。根據報告，塵蟎確實是臺灣最常見的急性過敏原，會引發各種上呼吸道症狀，例如打噴嚏、鼻塞、流鼻水，嚴重的話甚至會誘發氣喘，導致呼吸困難。據統計，有高達八成的氣喘患者對塵蟎過敏，至於其他過敏疾病如結膜炎、皮膚溼疹、異位性皮膚炎、蕁麻疹等，也都可能因為接觸塵蟎而被誘發。

塵蟎喜歡溫暖潮溼的環境，溫度約二〇～三〇℃，溼度約六〇～八〇%的環境，最適合塵蟎生長，而臺灣的氣候正好是塵蟎所愛，所以塵蟎可說是無所不在。塵蟎體積小，重量輕，可能飄散於空氣之中，牠的分泌物、蟲卵、屍體碎片、排泄物都可能會引起過敏，難怪是引發許多人急性過敏症狀的凶手。

但是，你以為塵蟎只是這樣嗎？只會影響呼吸道？頂多讓你難過半天、擤擤鼻涕、打打噴嚏、吃吃藥就沒事了？那你就太小看塵蟎了！

根據二〇一六年發表於知名醫學期刊《腸胃學》（*Gut*）的研究報告，塵蟎並非只在我們的呼吸道被發現，也不只影響呼吸系統。研究證實，在腸胃道裡也發現了塵蟎過敏原的存在！更糟糕的是，牠並不是相安無事地從糞便中被排出來，而是會破壞腸道黏膜細胞的緊密連結，造成腸道通透性的增加，形成腸漏，還會引起發炎反應。

「怎麼可能？我們的腸道裡也有塵蟎？」

周遭的環境到處都有塵蟎，正因為它無所不在，又散布於空氣中，可能不經意就吃進肚子裡，或者吃到被塵蟎過敏原附著汙染的食物。從研究看來，塵蟎的過敏原能夠通過腸胃道消化液的重重考驗，在十二指腸、小腸、大腸，甚至直腸都能發現牠的蹤跡！學者還認為這項發現可以用來解釋，為什麼許多有過敏症狀的人，罹患發炎性腸道症或腸躁症的風險相對來說比較高，因為塵蟎極可能就是共同元凶。而無所不在的塵蟎，可能也是造成氣喘及發炎性腸道症盛行率不斷升高的原因之一。

既然塵蟎不只影響呼吸道、誘發氣喘和鼻炎，還可能影響腸胃道，造成腸漏，而腸漏又會增加體內發炎、罹患慢性疾病和過敏性疾病的風險，影響健康甚鉅，那到底該怎樣避開塵蟎呢？

塵蟎喜歡溫暖潮溼的環境，反其道而行就是了。例如將室內溼度控制在五〇％以下，讓塵蟎無法生存；或是利用高溫的熱水清洗，六十℃的熱水大約三十秒即可殺死塵蟎；或是定期清掃室內，避免人體的皮屑、室內昆蟲的排泄物或屍體、發霉的食物等，成為塵蟎的食物來源。夏天的溫熱潮溼可謂塵蟎的最愛，最好定期清洗、曝曬寢具、衣物和家具。若有飼養寵物也要格外注意，貓、狗的皮屑同樣是塵蟎的食物來源，定期清洗打掃更顯重要。以上各項措施都有助於防治塵蟎，避免誘發過敏及發炎疾病。

空氣汙染

二〇一七年四月，頂尖醫學期刊《刺絡針》登載的一份研究報告指出，空氣中PM2.5的汙染，在二〇一五年造成全球死亡人數的各項致病危險因子中高居第五位，估計約造成全球共四百二十萬人死亡，而其中近六成（約兩百五十萬人）在南亞與東亞。

空氣汙染是近來的熱門議題，愈來愈多民眾重視空汙，許多人的手機裡都會下載空氣品質通報App，隨時掌握目前所在地的空氣品質、PM2.5程度、霾害嚴重度、空氣汙染指標等，也可以知道哪些地區紫爆或紅爆，空氣品質極差。要是空氣品質下降，App還會提醒外出時應特別注意，呼吸道敏感者甚至應該避免外出。

直觀來想，當我們吸入遭受汙染的空氣時，會影響呼吸道的健康，導致咳嗽、氣管分泌物、誘發過敏氣喘、影響肺功能等，長久下來將增加罹患肺癌的風險。空氣汙染也會造成眼睛不適或過敏。但如果你以為空氣汙染只會影響呼吸道、鼻子、眼睛，那可是大錯特錯！

空氣汙染對健康的影響廣泛且深遠，除了呼吸道之外，還會增加冠狀動脈硬化、心臟衰竭、中風、胰島素阻抗性、糖尿病及肥胖的風險。著名的美國心臟醫學會（American Heart Association，AHA）曾經發表聲明，表示空氣中的懸浮顆粒（particular matter，PM）會增加心血管疾病的風險及死亡率，短期暴露在PM2.5的環境中數小時到數星期，可能就會誘發心血管疾病的發生，甚至引發死亡，長期暴露更將減少餘命。

另一份《刺絡針》的研究報告分析了歐洲長期追蹤空氣汙染影響的二十二個世代研

究計畫（European Study of Cohorts for Air Pollution Effects，ESCAPE），結果發現，即使PM2.5濃度在歐洲允許的濃度範圍內，但在長期暴露之下，依舊會增加死亡的風險。

除此之外，我們更難想像的是，空氣汙染還會影響腸道的健康。「什麼？怎麼可能？空氣和腸子？彼此也有關係？」

空氣汙染當中的懸浮顆粒和化學物質，除了被我們吸入呼吸道，也可能被吃進去，因為它們可能會汙染平常吃的食物與水源。這些化學物質一旦進入腸胃道，就會改變腸道菌叢的組成，腸道菌也會利用這些化學物質產生有害健康的物質，造成腸道發炎。

懸浮顆粒在腸道會增加氧化壓力（oxidative stress）、引起發炎、改變腸道菌叢生態、影響緊密連結的結構，導致腸道屏蔽的受損，增加腸道通透性而形成腸漏。一旦造成腸漏，就更容易讓腸道菌產生的有害物質進入體內，造成身體慢性發炎，慢性發炎又進一步影響腸道健康，形成惡性循環。我們已經知道慢性發炎與許多慢性疾病密切相關，所以更應該盡量減少可能的發炎來源。

研究報告指出，以發炎性腸道疾病為例，在過去二十多年裡，發生率不斷提高，雖然科學家已經找到和發炎性腸道疾病相關的一百六十多個基因，但學者認為，基因只扮演一部分角色，後天環境才是影響疾病發作與否的關鍵，其中，空氣汙染正是危險因子之一。此外，空氣汙染不只和發炎性腸道疾病有關，也和腸躁症、腸道感染疾病、腹痛有關，影響腸道健康甚鉅。國內也有學者研究發現，空氣汙染的程度與成人異位性皮膚炎的發病有顯著的相關性。

新的研究進一步指出，居住在空氣汙染嚴重地區的青少年，體內維生素Ｄ的濃度明顯偏低，因為空氣中的懸浮粒子與汙染物會阻擋陽光裡紫外線ＵＶＢ照射到地表的量，當人體接受ＵＶＢ照射的量不足，就會影響體內維生素Ｄ的製造，再加上人們因為空氣汙染會減少戶外活動，暴露在陽光中的機會也就更少了，種種原因相加，終將導致體內維生素Ｄ的不足。然而，維生素Ｄ對健康極為重要，除了與骨骼生長發育有關，也和體內其他各種生理反應有關，更是維持腸道屏蔽完整、避免腸漏不可或缺的重要營養素（參見一四六頁）。

總之，空氣汙染對於健康造成的負面影響可謂深遠而巨大，臺灣城市的空氣品質已是全球排行的後段班，為了下一代，也為了這一代人的健康，大家應該一同做好空氣汙染防制工作，不要任由我們的肺成為空氣汙染的清淨機，賠上所有人的健康。

其他存在於日常生活與環境中，可能會影響腸道健康、改變腸道通透性的因素還包括：食物或水源中的重金屬汙染、可能用於塑膠製品的雙酚A（Bisphenol A，BPA），以及各種殺蟲劑、化學用藥、環境毒素等，也都應該盡可能地避開。

NG行為五：承受過度壓力

壓力是忙碌的現代社會中，每個人每一天都會面對的問題。大人有大人的壓力、學生有學生的壓力，不管大或小，不管內在或外在，各式各樣，它很無形，摸不到、看不到，但是心理和生理都感受得到，反而是我們自己可能不知道。

同樣的事件或情境，在不同人身上會產生不同的結果，有的人可以輕鬆面對、淡然處之；有的人可能戰戰兢兢、繃緊神經，這和人的個性、所受的教育、文化背景、價值觀、處事態度都有關。

有些人不覺得壓力會對健康帶來什麼影響，這可是大錯特錯。壓力因為無形，所以容易無感，但無形的壓力會長久持續、會累積，當累積到一定程度，對身體造成的負面影響就變得明確且有感，甚至是巨大的，只是自己可能渾然不覺，以為身體莫名其妙突然出狀況，其實是長久被壓力所困而不自知。

壓力會使得腸道通透性增加，形成腸漏，腸道細菌產生的內毒素和脂多糖因而漏進體內，啟動免疫系統，造成慢性發炎，許多慢性疾病都和體內長期的慢性發炎有關，例如：糖尿病、心臟血管疾病、自體免疫疾病、慢性疲勞、脂肪肝、發炎性腸道疾病、神經退化性疾病等，憂鬱及自閉相關疾病也與慢性發炎有關。學者認為壓力造成的腸漏與隨之而來的身體慢性發炎，是現代慢性病的成因及惡化的重要因素。

讓我們來看看壓力造成腸漏的實例。比利時學者做了一個研究，將健康的受試者分配到不同情境中，其中一個情境是要他們做公開演講，這對許多人來說確實是一種壓力（對某些人來說或許不是），當我們面對壓力時，體內會產生壓力賀爾蒙「皮質醇」（cortisol），研究學者將檢驗受試者體內的皮質醇濃度，也會檢測腸道黏膜的通透性，確認是否有腸漏的現象。

結果發現，被要求做公開演講的受試者，若他們體內的皮質醇上升（表示正面對著壓力），腸漏的現象也會跟著增加；若皮質醇沒有上升（表示公開演講對他們而言不是壓力），腸道通透性就是正常的。這個研究被發表在權威的知名醫學期刊《腸胃學》上。

短期壓力（如公開演講）尚且如此，現代人經常面對的那些長期性、累積性的慢性壓力，對健康的影響想必更加巨大！

要特別強調的是，生理與心理確實會互相影響，從上述研究就知道，心理面對的壓力，影響了身體內分泌的改變，使得壓力賀爾蒙增加，因而進一步產生腸漏的現象，這是壓力大的現代人應該要特別注意的，因為腸漏容易引起發炎、免疫、肥胖、脂肪肝等問題，而這些又是現代人普遍罹患的疾病。門診時我也遇過許多患者在面臨壓力或者睡眠不好時，就容易生病、感冒、口腔潰瘍、腸胃不適，所以，千萬不要忽視壓力對於心理及生理健康的影響。

那該怎麼辦？有沒有辦法解決呢？其實有的，這個研究讓我們思考如何從各個面向避免壓力造成最後的不良結果。

如左頁圖，每一個環節都是可以著手的點，讓最終不要產生腸漏、影響健康。

壓力對腸道的影響	應對之道
面對壓力源	**減少壓力源** 如：不接演講，或減少演講次數，或尋求他人代勞
體內生理反應分泌壓力賀爾蒙「皮質醇」	**提升自己，讓自己變強** 如果一定要或不得不接演講，可以透過平時積極練習，努力提升自己的能力，讓自己升級變強，未來遇到同樣事件較得心應手，便不再感到壓力，或者壓力感會減少
易影響腸道黏膜，導致腸漏	**注意作息，適當營養，鞏固腸道** 在演講結束、完成目標之前的期間，身體都處於壓力狀態，應該特別注意生活作息、充足睡眠、適當運動、適時紓壓，尤其要注重飲食營養，甚至補充可能缺乏的營養素（參見第三章）

圖 9　壓力與腸漏，及應對之道（以公開演講為例）

NG行為六：過度激烈的運動

前面提到的壓力，比較屬於心理層面，但除了心理壓力之外，生理上的壓力也會影響腸道健康。舉一個經常發生大家卻不以為意，甚至認為有益健康，實際上卻可能有害的狀況：高強度運動。

「運動不是有益健康嗎？怎麼會有害呢？」

的確，適度運動有益健康，但前提是「適度」，這個「適度」指運動本身的頻率（frequency）、強度（intensity）、時間長短（time）、運動類型（type），簡稱「FITT」，還包括我們必須給予身體適當的休息、適當的水分和營養補給，運動後的復原期更是非常重要。每一次運動對身體與肌肉來說都是一種壓力，勉強自己、求好心切、想求速效的心態，往往造成過度訓練、休息不足、營養不夠，反而造成傷害，最後運動效益還沒出現，卻先受了傷，得不償失。

那麼，高強度運動如何影響腸道健康，引發腸漏？

舉個例子，長跑馬拉松或鐵人三項運動就屬於高強度運動，研究發現，這類運動選手容易有腸胃不適的症狀，包括噁心、嘔吐、腹脹、腸胃絞痛、腹瀉等，主要是因為在運動時，身體為了提供肌肉需要的大量氧氣與營養，同時趕緊帶走因運動產生的大量廢物，血液會大量流向肌肉以供使用，腸胃道的血液自然就相對減少。一旦腸胃道的血流供應減少，氧氣和養分的提供、廢物的清除，相對來說就顯得不足，造成局部氧化壓力與發炎的增加，腸胃道黏膜細胞因此容易形成腸漏。腸漏除了導致腸胃道症狀，倘若沒有適當休息或營養補充，會讓有害微生物或毒物進入體內，不僅使得選手更容易感染生病，甚至造成體內發炎與自體免疫疾病。因此，倘若選手在面臨比賽或增加訓練量及訓練強度時，特別容易生病（如上呼吸道感染），就要注意腸道健康是否出了問題。

在運動期間隨時補充水分也相當重要。美國學者曾經做過研究，讓受試者跑步六十分鐘，並分成「補充水分」和「不補充水分」兩組，「補充水分」組每十分鐘會給予三毫升／公斤體重的水分，再進一步比較這兩組之間的腸道通透性是否產生差異。結果顯示，運動期間沒有補充水分的那組，腸道通透性明顯增加，也就是明顯有腸漏現象！現今長跑與馬拉松運動都很盛行，對於從事長時間運動或者喜歡長跑的人而言，這個研究告訴大家，運動期間補充水分的重要性，以及腸漏可能帶來的負面影響。

另外要注意的是，運動引起身體痠痛不適在所難免，許多人大概都有親身經驗，回想看看，你上一次因為運動造成痠痛時是怎麼處理的？不理它？還是自行買消炎止痛藥來吃？

運動員可能會使用消炎止痛藥物來緩解身體的不適，甚至是預防性先吃藥，以避免因為運動可能造成的疼痛。但如同前面章節所述（參見九十二頁），使用NSAID這類消炎止痛藥物時，要特別注意可能引發腸胃不適和腸漏的副作用。研究顯示，使用ibuprofen這類消炎止痛藥（日本的EVE、美國的Advil，主要成分都是ibuprofen），對於運動員來說，可能導致小腸傷害、腸道通透性增加，形成腸漏，引發腸胃道症狀，這對本身就有腸胃不適的運動員來說，無疑是雪上加霜，因此不建議隨意服用像ibuprofen這類消炎止痛藥，甚至連阿斯匹靈（aspirin）也必須小心使用，對於腸胃本來就不好的人來說，尤其要特別注意。

什麼樣的運動算是「適度」運動呢？請見一七二頁。

Part III

關鍵步驟，修復腸漏

什麼是健康？

世界衛生組織（World Health Organization，WHO）於一九四八年提出的「健康」定義如下：

「健康，是一種生理、心理、社會各方面都處於完全健康的狀態，不只是單純的不生病。」

然而，隨著時代演進、環境變化、飲食與生活習慣的巨變，現代人的疾病形態變成以非傳染性的慢性疾病（non-communicable chronic disease）為主，這和生活形態脫離不了關係，也與一九四〇年代以急性病為主的情形大不相同。再加上現今的環境改變比以往更快速，每天面臨大量的資訊、更多新科技、各種不同的刺激、更細的分工、更緊湊的步調、更多元的壓力、更複雜的關係、更多的飲食選擇等，歐美學者因而針對WHO的「健康」定義做出調整，更強調個人與周遭環境的適應能力：

「健康，是面對生理、心理、社會各方面的改變與挑戰時，能夠去適應並且自我做出調整。」

不妨和自己對話，誠實問問自己，單純地檢視自己的身心靈感覺和健康狀態，如果

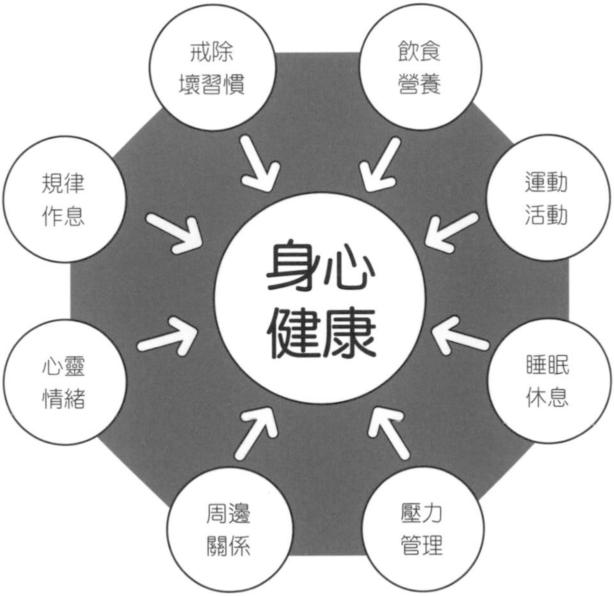

圖 10 健康各面向

以一百分為滿分，代表充滿精神活力，與周遭環境和諧運作的完全健康狀態，你會給目前的健康狀態打幾分？

多數人都是「亞健康」

有的人已經確診罹患慢性病，如糖尿病、高血壓、高血脂、肥胖、代謝症候群、脂肪肝、自體免疫疾病、失智症、癌症等；但有一大部分的人是身體反覆出現某些症狀，如關節痠痛、慢性疲勞、慢性頭痛、消化不良、胃酸症狀、慢性過敏等，他們有可能試著和症狀和平共處而不予理會，有可能一不舒服就吃藥控制症狀，有可能做了健康檢查卻找不出明顯病因或異常，醫師也許告訴他們：「數值都還好，沒什麼大問題，可能是壓力太大、睡眠不好造成的，要注意飲食、多運動。」

如果我們畫一條慢性病光譜，在光譜最左端是最健康的理想狀態，光譜最右端是被診斷罹病的狀態，現今處於左端最理想健康狀態的人不多，處於最右端疾病狀態的人卻愈來愈多。而且有很大一部分的人正位於光譜中間，也就是「亞健康」的狀態。

「醫師，你說得對耶，我老是會有一些不舒服，很困擾，所以才想說去做健康檢查，看能不能找出原因，能做的項目都做了，抽血、驗尿、腸胃鏡、X光、心電圖、電腦斷層、核磁共振都做了，結果也沒什麼大問題。可是就是有些症狀很困擾，我該怎麼辦？」

這樣的情況聽起來是不是很熟悉？你或周遭親友也許就是其一。處於「亞健康」狀態的人愈來愈多，怎麼辦才好？是往疾病的方向走去？或是重返健康？端看自己能否及早發現問題，並且做出改變。

健康	亞健康	疾病
健康	可逆性高	可逆性低
繼續維持	胰島素升高、胰島素阻抗性、腰圍粗、脂肪肝、內臟脂肪增加、黑色棘皮症、血糖微升	糖尿病、糖尿病腎病變、視網膜病變、神經病變、腦部認知功能退化或失智等
繼續維持	低密度脂蛋白膽固醇偏高、三酸甘油脂增加、高密度脂蛋白膽固醇偏低、發炎指數偏高、血糖偏高、血壓偏高	心肌梗塞、腦中風、周邊血管阻塞
繼續維持	日夜顛倒、睡眠不足、嗜吃甜食、喜喝甜飲、多肉少菜、久坐不動、慢性壓力、菸酒不拒	各種癌症、心血管代謝疾病

圖 11 健康－亞健康－疾病光譜

確實理解健康檢查的意義

臺灣醫療資源普及，可近性高，加上民眾普遍健康意識抬頭，很多人都做過健康檢查，許多公司行號定期要求員工做健檢，衛福部國民健康署也提供符合資格的民眾免費成人健檢與各項預防保健措施。先不論檢查項目多寡和價格高低，我們應該先想想，做健康檢查的目的到底是什麼？

希望自己更健康！沒錯吧？這當然是每個人都想要的。

但是，做了健康檢查，真的就會讓自己更健康嗎？當然不會！健康檢查好比期中考，是檢視自己過去以來的努力成果，但考試本身並不會讓人進步，是考試之後，你做的改變與努力才會讓成績變得更好。

同樣的道理，「健康檢查」本身不過是檢視目前的身體健康狀態，如果我們要讓自己變得更健康，應該更積極地把它當作「為了健康而做」的檢查。既然是為了健康，絕對不是做完檢查就會變健康，而是必須在檢查之後，根據檢驗報告、個別狀況、醫療人員的專業評估與建議，自己做出調整與改變，並且確實執行、持續追蹤檢視，這樣才是積極的作為，才是真的「為了健康」而做，這樣的健康檢查才有實質意義。否則，如果只是一直做檢查，什麼都不改變，檢查充其量只是疾病篩檢，看看自己到底得病與否而已。

想預防疾病、促進健康，不是靠健康檢查，而是要改變。

醫療人員不是健康的關鍵

處於光譜中間的「亞健康」狀態，接下來會往「疾病」的方向走去？還是能夠重返「健康」？問題的答案，照個鏡子就會明白。

門診時遇到罹患慢性病的患者，或者處於「亞健康」狀態、希望自己能夠更好、更健康、不要等到生病才被診斷的民眾，我都會花時間好好了解他們的狀況、作息、飲食，與他們溝通討論，讓他們知道用什麼樣的心態來面對自己的健康和慢性症狀，以及該如何調整生活形態。因為慢性病和「亞健康」狀態的根源，絕大部分來自生活形態，包括了飲食營養、睡眠休息、運動活動、壓力、心理情緒等各方面。

重點是，面對這種因為生活形態造成的疾病，千萬不要以為看了醫師就能夠立刻變健康，醫療人員頂多從旁協助，給予適當的建議、必要的醫療處置，如果真的想讓自己從此刻開始往健康邁進，或者不要繼續惡化，必須從自己做起，願意改變。

為什麼這麼說呢？不妨想想看，你每次就醫時和醫師討論了多久時間？三分鐘？五分鐘？半小時？事實上，許多人到大醫院就醫的經驗是，光排隊候診就花了三、四個小時，看診時間卻只有短短幾分鐘。如果以國人平均一年看診十五次，每次看診時間二十分鐘來計算（實際時間可能更短），那麼一年花在門診的時間頂多三百分鐘，也就是五個小時。一年總共有八千七百六十個小時（三六五天×二十四小時／天），五個小時的看診時間可說是微乎其微，絕大部分的時間都是你在過生活，所以決定健康與否的關鍵人物，當然是你自己，是你每一天的所做、所為、所吃、所動、所休息、所睡眠。面對這些慢性疾病，自己，當然才是真正該肩負起責任的那個人。

藥只能治標，改造生活形態才能治本

想從「亞健康」重返健康、好好控制慢性病、成為健康的主人，生活形態改造（lifestyle change）絕對是最根本的，因為慢性病的根源絕大部分來自日常生活，這也是我在門診一再提醒患者的重點。《英國運動醫學雜誌》（*British Journal of Sports Medicine*，BJSM）研究報告就告訴我們，像是心臟冠狀動脈疾病與胰島素阻抗性的代謝問題這種體內的慢性發炎，改變生活形態將有效改善發炎的狀況。

會罹患慢性病，絕對不是因為缺了那幾顆藥物，而是生活與飲食出了問題。解鈴還需繫鈴人，想治根，當然得從源頭下手，藥物只是幫忙控制目前的情況，緩減症狀。倘

糖尿病患說：「人生得救了！」

從事教職的五十五歲男性罹患糖尿病已近二十年，過去六、七年都用胰島素控制血糖。由於一天得打四次胰島素，經常忍受皮肉之痛又不方便，因此最近半年都沒有認真施打，許多症狀也跟著跑出來，例如容易口渴、頻尿、體重減輕、容易疲勞、精神差等。

一經抽血檢驗，血糖超過400mg/dL，糖化血色素12.1，尿液明顯有尿糖，顯然血糖控制非常差。我與他討論，試圖找出一個他可以接受也願意執行的方式。我不斷強調，如果不想打那麼多次胰島素，一定要改變飲食，調整生活作息，才有可能控制好血糖。他願意嘗試看看，開始改變飲食與作息。

經過兩週，回診時一進診間，他欣喜地微笑著跟我說：「人生得救了，改善很多，許多症狀不見了，精神也變好，血糖現在只有一百多。」現在他一天只打一次胰島素搭配口服藥物，覺得方便許多，最重要的是，透過飲食與生活作息的改變，讓他感覺找回了希望！

若飲食不改、生活不變，藥物當然愈吃愈多、劑量愈來愈高。

偏偏很多患者會說不想吃藥，希望藥少吃一點。行不行？行，當然行！能少吃藥當然好，前提是得配合調整飲食、改變生活習慣與作息。

要知道，今天健康出了問題是果，過去的錯誤飲食與生活形態是因，如果不改掉原因，怎能期待問題會自動解決？什麼都不改變，也不想吃藥，又要馬兒好，又讓馬兒亂吃草，有可能嗎？健康怎麼可能會好轉呢？所以我一再強調，身體是自己的，健康是自己的，能不能變得更健康得靠自己，對自己的健康負責，醫師只是從旁協助。人人都知道健康很重要，但是問問自己為健康做了什麼？付出了什麼？**自己，才是健康的主人，不是別人。**

原則一：吃對

後天環境對健康影響深遠，飲食更是其中的關鍵。

國際頂尖醫學期刊《美國醫學會雜誌》（*the Journal of the American Medical*

Association，JAMA）於二〇一七年三月發表的研究報告指出，因心血管疾病（心臟疾病、中風、糖尿病）而造成的死亡中，有將近五成與不健康的飲食營養攝取有關。

「吃」實在太重要了，對於健康的影響極為關鍵。很多人或許沒時間運動、懶得運動，但幾乎人人都不會忘記吃，不管好的、壞的、健康的、不健康的食物，都是我們吃來的。在兩千四百多年前，西方醫學之父希波克拉底就說：「讓食物成為你的解藥，你的解藥就是你的食物。」（Let food be thy medicine and thy medicine be thy food.）因為吃，我們才得以維生，也因為吃，導致我們生病，可見我們吃的食物對健康影響有多巨大。這也是我一而再、再而三，不斷強調的。

吃對營養，遠勝於計較熱量

如今體重過重與肥胖的盛行率愈來愈高，門診時，不管是想減肥，或是因為代謝症候群、脂肪肝、糖尿病、高血壓、高血脂等各種慢性病來求診，針對患者的飲食，我都特別強調「吃對營養，更勝於斤斤計較熱量」（Count nutrients, not calories），尤其是那些想減肥的患者，更是如此。

然而，許多人一聽到我這麼講，第一時間的反應常常是一臉驚訝狐疑。「什麼？醫師？你說不要管熱量？真的假的？我是要減肥耶！」

「少吃多動」的概念根基於熱量的加減計算。很多想減肥的人都認為，只要吃進的熱量比消耗的熱量少，自然就會逐漸變瘦，因此只要「少吃」，減少攝取的熱量，再加上「多動」以消耗更多熱量，自然而然就會瘦下來了。但結果真是如此嗎？

因為肥胖來求診的患者，他們告訴我試了許多方法，吃很少，也動很多，可是就是瘦不下來，我常反問：「吃很少，那你都吃什麼？」

「麵包啊，有時候三明治，偶爾喝奶茶，飲料也都改半糖的，不餓就不吃，青菜也盡量水煮，肉很少吃，都會去皮，很少吃油的……喔，還有，一個星期會去健身房跑步兩次，可是體重還是沒變啊，而且覺得愈來愈累……」

如果你曾經想靠「少吃多動」減肥卻無功而返，這些話聽起來是否特別熟悉？

少吃多動卻瘦不下來的人很多，我們應該要知道，人體是個生物體，是一部精密的機器，體重的改變是體內各種複雜生理作用運作的結果，而不是單純的數學加減。想想看，全世界肥胖人口這麼多，「少吃多動」的原則可不是只有你知我知，而是幾十年來大家都知道的口號，那為什麼肥胖的人還是愈來愈多？還是有那麼多人瘦不下來？難道單純是因為意志力不夠嗎？還是說，「少吃多動」這個原則忽略了什麼更重要的元素？

人既然是生物體，健康與體重就是生理作用的結果。我們要想的應是如何透過調整飲食、吃對營養、改變生活，矯正這些生理作用，讓它們朝我們想要的方向走，而不是靠熱量數字的加減運算。生理作用對了，身體自然會回饋正常的體重和該有的健康。我們應該用生物生理學的觀點來看待體重和健康問題，而不是套用單純的數學計算，陷入數字的迷思。

舉個例子更容易了解。試想一杯七百毫升的全糖珍珠奶茶，熱量約六百大卡，和一盤熱量同樣是六百大卡的生菜佐堅果雜糧沙拉，這兩種食物吃下肚後，你認為體內的生理反應會一樣嗎？對體重產生的效果會一樣嗎？答案再清楚不過。

只看熱量，同樣都是六百大卡，但奶茶和沙拉有著完全不同的成分與營養，會引起體內截然不同的生理反應。身體的細胞在意的是你吃進什麼「營養」，並不會計算你吃進多少「熱量」。食物中的營養就像一把鑰匙，是開啟生理連鎖反應的重要開關，而隨之引發的許多生理反應，造就了你現在的健康，當然，也包括你現在的體重。

吃對營養、吃對適合自己的食物，避免身體慢性發炎，比起單純少吃多動、辛苦計算卡路里來得重要。這個飲食原則不僅在體重控制方面如此，對於其他慢性疾病的控制，或是更積極地預防疾病，統統適用。並不是說熱量完全不重要，只是現今過於強調熱量的計算，導致許多人以為熱量是最重要的，變得只懂得計算卡路里，反而忽略了食物本身的品質和營養價值，甚至為了追求速效，採取極端的少吃多動，導致營養失衡，不僅體重沒減，反而傷害了健康。

所以，不要執著於「吃少」，而是必須先「吃對」。就算要少吃多動，也要建立在「吃對」的基礎上。先均衡充足地攝取醣類、脂肪、蛋白質、礦物質、維生素、植物性營養素（phytonutrients），吃對食物、吃對營養，生理反應自然健康正常，也容易產生飽足感，不會因為饑餓亂吃，讓生理運作能夠自然而然步上健康的軌道。我相信這是比較自然、健康、符合人性、能夠長久持續的方式，否則單靠意志力對抗生理反應，很容易受挫放棄。

知名的營養學及內分泌學學者，本身是醫師，也是哈佛營養與公共衛生學院教授，同時還是亞馬遜暢銷書籍 *Always Hungry* 的作者 David S. Ludwig 醫師，就是這個觀念的提倡者之一。他認為應該注意食物的本質和本身的營養，而不是只有計算熱量。過去大家提倡的少吃多動減肥法，其實是考驗人的意志力，容易讓人半途而廢，就算成功減肥，往往是短期的，長期而言容易復胖，因為肥胖是人體內複雜生理機制運作的結果，不是單純的卡路里數字加減計算而來。少吃多動，不光讓人心理上難以堅持下去，生理上也會因應少吃多動而適應調整，造成減重難度愈來愈高，最終導致失敗或復胖。

David S. Ludwig醫師建議，大家要盡量吃天然原型食物，減少精緻食品（尤其是精緻的碳水化合物），多吃天然蔬菜、水果、足量蛋白質、好的高油脂食物（如堅果、橄欖油、全脂奶製品）等，這些都有利於健康的生理反應、穩定血糖及胰島素，幫助減肥。

總之，別再斤斤計較熱量，多多注意我們吃了哪些營養。剩下的就交給身體！讓身體去自然反應，吃對東西，身體自然會給我們正向回饋，給我們健康的體重。

少糖、少精製、少加工、少速食

我們的生活周遭充斥太多這些食品了，大人、小孩都常吃，飲料、零食、甜食、糕餅、速食等，太多額外添加的糖，不僅容易造成肥胖，也有礙健康。世界衛生組織建議，成人與小孩每天攝取的添加糖量應小於攝取總熱量的一〇％，若能小於五％，對健康更好。

那麼，五％熱量的糖是多少？如果簡單以一般成人一天需要兩千大卡的熱量來看（熱量需求視每個人的體重、活動狀態、健康狀況而不同），五％的熱量就是一百大卡，一百大卡相當於二十五公克的糖。二十五公克糖是多少呢？現今規定，市售飲料食品得標示含糖量，大家平常可以注意看標示，以三百三十毫升的鋁罐原味可樂來說，清楚寫明含有三十五公克的糖。三十五公克！沒錯，已經超過了二十五公克，而且只是一罐可樂，還不包括其他可能會吃的甜點、麵包、零食、菜餚中的添加糖等，更不用說常見的七百毫升手搖杯全糖飲料，內含十幾顆方糖，相當於五十公克到七十公克的糖。常常這樣吃甜食、喝甜飲料，怎麼可能不變胖？怎麼可能會健康？

多天然、多原型

相對於少糖、少精製、少加工，我們應該多吃天然的原型食物。所謂的原型，就是食物的原始狀態。愈接近原型，表示較少加工、較不精製。加工的過程容易造成天然纖維、礦物質、維生素等營養的流失，原型食物能保留較多的營養素，也較少添加物。

以國人最常吃的白米飯為例，白米是由收割來的稻穀，經過脫殼變成糙米，糙米去掉外層的米糠變成胚芽米，胚芽米再去掉胚芽，剩下的胚乳就是白米。也就是說，白米比較精緻，糙米比較天然原型。

米糠層含有豐富的膳食纖維、蛋白質、維生素B、維生素E、鎂、鋅、磷、鉀等礦物質，胚芽中也有脂肪、蛋白質和維生素，但只剩下胚乳的白米，主要營養素僅剩澱粉。因此以營養價值來說，糙米的營養價值最高，胚芽米次之，白米的營養含量最低。白米的升糖指數*也比較高，吃進體內血糖上升得比較快，所以不管是控制血糖或想吃得更健康，糙米都是比較理想的選擇。

然而，每當我在門診時闡述米的挑選與營養價值，建議患者嘗試糙米時，他們常常回答：「糙米很難吃耶，吃不習慣。」確實，口感和味覺不容易馬上改過來，剛開始可以試著糙米和白米各半混合，或依個人喜好用不同比例混合，慢慢嘗試，慢慢適應，久了就會習慣糙米的口感。若能使用對的烹調工具與方式，糙米其實也可以煮得又香、又Q、又好吃。

＊升糖指數（Glycemic Index），簡稱GI值，用來衡量食物經過消化吸收後，讓血糖上升快慢的程度。GI值高，表示該食物容易造成血糖快速上升；GI值低，表示該食物讓血糖上升較緩慢。

除了米，另一項許多人會吃的精製食品是麵粉製品。一般的麵粉，不管是低筋、中筋、高筋，主要是小麥精製而成。麵粉製成的食品不勝枚舉，早餐常吃的饅頭和麵包、餃子皮、麵皮、麵條、蛋糕、餅乾、零食、酥餅、烘焙類食品等，幾乎都會使用麵粉。很多人去學烘焙、買麵包機、自製麵包和糕餅甜點，覺得自己做比較健康，但其實用的還是麵粉，只不過外面賣的糕餅麵包可能會有糖、鹽、油脂等額外添加物，自己做則可以掌握食材。

但是，只要是麵粉，吃到體內一樣會轉化成糖，而且麵粉屬於高升糖指數（高ＧＩ值），吃多一樣不好，容易罹患肥胖、脂肪肝、代謝症候群和糖尿病。相對來說，全麥、五穀雜糧比較天然原型，營養價值也更高。

同樣地，蔬菜和水果也應該盡量吃天然原型，例如生菜沙拉，蔬菜未經加熱烹調，保存更多營養素；水果若以蘋果為例，只要清洗乾淨，沒有農藥殘留，連皮一起吃不僅能吃進更多纖維，蘋果皮裡的多酚（polyphenol）還有抗氧化、抗發炎、抗菌的效果，有助腸道健康，幫助控制膽固醇。蘋果皮中的營養還能幫助增加肌肉與棕色脂肪*，有助減肥呢！

「醫師，我都把天然水果打成果汁來喝，這樣應該很健康吧!?」

以「盡可能天然、盡可能原型」的原則來說，果汁其實算是被我們加工壓榨萃取過的，當中的纖維被打碎甚至過濾掉了。國外有學者研究發現，同樣的水果，整顆用「吃」的，和打成果汁用「喝」的，進到體內產生的健康效應並不一樣。用喝的果汁因為缺乏纖維，升糖指數較高，長久喝容易造成胰島素阻抗性、肥胖、代謝症候群。至於市售那些額外添加糖或人工色素香料的果汁，當然更該避免。除非無法咀嚼，不得已必須將水果榨成果汁，不然水果還是盡量用「吃」的，除了能享受水果的原汁原味和口感，也吃進了完整的纖維，咀嚼的動作還能幫助腦部發展與消化呢！

五〇％以上的蔬菜類食物

請閉上眼睛回想一下，今天和昨天吃了哪些蔬菜、水果？

＊棕色脂肪：脂肪可分為白色脂肪（white fat 或 white adipose tissue）及棕色脂肪（brown fat 或 brown adipose tissue）。白色脂肪主要功能為儲存能量，太多的白色脂肪會造成代謝異常。另一方面，棕色脂肪有助於燃燒體內多餘的能量產生熱能，有利於代謝疾病與減肥。

如果發現五隻手指頭都用不完，表示你的蔬果攝取明顯不足，然而，你並不孤單。根據國民健康署二〇一五年健康行為危險因子調查報告顯示，十八歲以上成人每天會吃三種蔬菜與兩種水果（三蔬二果）的比率只有一二．九％！其中男生為八．九％，女生為一六．八％。而且年齡層愈低，攝取量愈少，十八至二十一歲為八．九％，二十五至三十四歲為一〇．四％，三十五至四十四歲為一一％，四十五至五十四歲為一四．五％，五十五至六十四歲為一七．九％，六十五歲以上為一三．四％。即便攝取比率最高的五十五到六十四歲族群，也僅有一七．九％，可見絕大多數的人，每天攝取的植物性蔬菜、水果遠遠不足！

蔬菜、水果的重要性，你知道、我知道、大家都知道，每當我想告訴慢性病或想減肥的患者如何調整飲食習慣時，他們常常會在我開口前搶先說：「我知道、我知道，要多吃蔬菜。」「對啊，很棒啊，你都知道，那你一天吃多少呢？」接下來往往是一陣靜默。「知道」和「做到」的差距很大，調查結果告訴我們，真正做到的人非常少。

植物性食物（蔬菜、豆類、堅果、水果等）涵括了許多維持健康所必需的營養，包括碳水化合物、脂肪、蛋白質、各種維生素、礦物質、重要的微量元素（trace element）等，我們吃的各式各樣五顏六色蔬菜、水果裡，除了含有纖維，還具有抗氧化、抗發炎、抗老化、抗癌的多酚與植化素（phytochemicals），而住在腸道中的腸道菌也需要這些膳食纖維和多醣類，做為食物來源。

植物性食物的各種營養素對健康極為重要，會啟動我們身體內各種生理反應，協助正常生理作用的進行，而膳食纖維除了幫助腸胃蠕動、有助排便，還能協助清除體內毒素、增加飽足感。

另外，愈來愈多研究發現，不同的飲食形態會改變腸道的菌叢生態，進一步影響身體的免疫、發炎、內分泌、代謝等功能，對於肥胖、代謝症候群、脂肪肝、心血管疾病、癌症、三高慢性病、發炎退化性疾病（如關節炎、腦部認知功能）、自體免疫疾病等，也都有深遠的影響，多攝取這些營養及膳食纖維，才有利於腸道菌叢生態的平衡發展。

該怎麼吃？原則愈簡單愈好，太複雜的常常記不住也持續不久。我會建議患者把一天所吃的食物想像是盛放在一個大餐盤裡，其中至少一半是各式蔬菜，搭配兩到三份低GI水果，再來四分之一是蛋白質（豆、魚、肉、蛋、奶類），剩下四分之一則是全穀根莖雜糧類（糙米、藜麥、地瓜等），同時搭配食用健康的油脂，接著再將餐盤裡的食物分配到三餐去。當然啦，要避開添加太多糖、太精緻的食品與速食，這麼一來，刻意

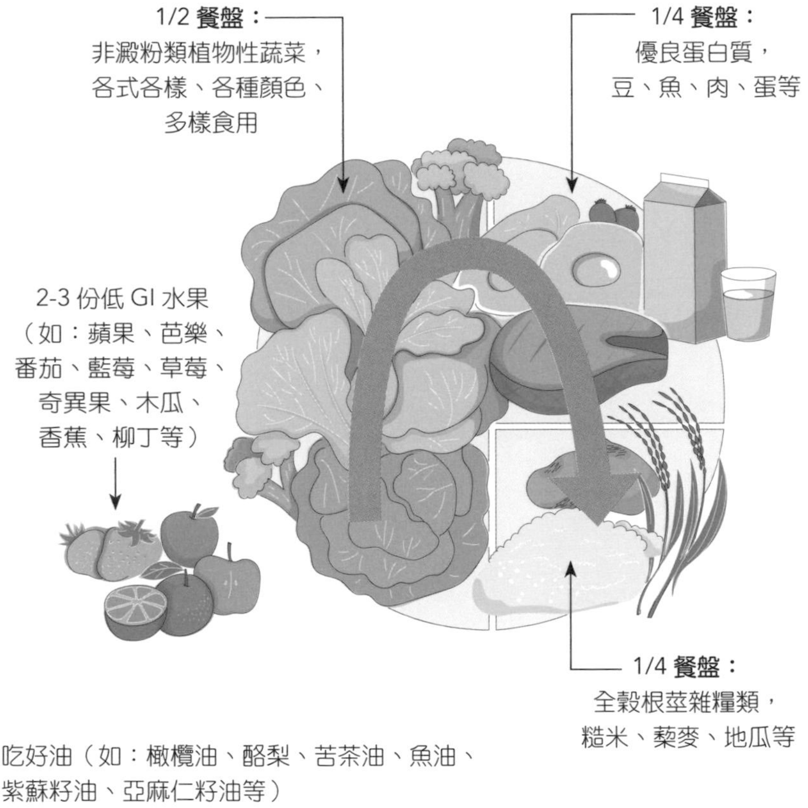

圖 12　**飲食餐盤建議（箭頭代表食用順序）**

地增加蔬菜量，刻意地減少精緻食物與精製糖，多樣化地吃，各種營養素便能均衡多元地攝取。

此外，即便是同樣的食物，一樣的熱量、一樣的組成，但吃的順序不同，對健康也會產生不同效果。發表在糖尿病權威期刊《糖尿病照護》（*Diabetes Care*）的研究報告指出，先吃蔬菜，再吃肉，最後吃碳水化合物（麵包及果汁），比起先吃碳水化合物，飯後的血糖及胰島素濃度都明顯較低，這種吃法有助於改善胰島素阻抗性和血糖控制，對減肥也有幫助。簡單說，就是把傳統的「吃飯配菜」改成「吃菜配飯」，讓蔬菜成為我們的主食就對了。

一些飲食的小撇步，如：在餐中增加纖維量、加醋、吃優質蛋白質、攝取好油脂、加入堅果等，都有助於降低食物的GI值，改善飯後血糖及胰島素濃度。

總之，每個人心中都可以有一個自己的餐盤，把握上述原則，讓蔬菜類食物占一半以上，多樣化地攝取，刻意地、主動地、積極地增加植物性食物的量，讓它成為自己真正的「主食」，不再以米飯、麵食、麵包為主，這樣一來，相信健康狀況就會開始有所改變。

吃好油

想健康，想控制體重，必須攝取好的油脂。

「醫師，你沒說錯吧？為了減肥，我可是盡量一滴油都不沾，清燙、水煮，外食還過水，吃得超清淡，你居然叫我要吃油？有沒有搞錯啊？油脂的熱量很高耶！」

這是門診間時常上演的對話，減肥的患者常對我的說法不敢置信，但如果仔細閱讀了前面的章節，大家就應該明白，體重是生物生理運作的結果，不是單純的卡路里熱量加減計算。而脂肪，正是健康所必須的。舉凡大腦、神經、細胞的細胞膜，統統需要脂肪酸。這裡特別強調要選擇好的脂肪與油脂，才能符合人體健康所需，並不是任何脂肪隨便亂吃一通。

吃對脂肪，有助心血管健康、體重控制、內分泌、大腦神經發育、新陳代謝，避免發炎。各種對健康有益的脂肪酸，不管是單元不飽和脂肪酸，或是多元不飽和脂肪酸，都可以攝取，大可多元多樣化地攝取（參見一五〇頁）。唯獨有一種脂肪千萬不要吃，一定要避開，那就是人工反式脂肪（trans-fat）！

人工反式脂肪，又稱氫化植物油或部分氫化植物油，屬於不飽和脂肪酸的一種，主要是在食品加工過程中產生的，它可以讓食品保存得更久、較不易變質、口感較酥脆。但是愈來愈多研究發現，反式脂肪容易導致體內發炎，增加體內低密度脂蛋白膽固醇（LDL，俗稱壞的膽固醇），對於體重和心血管健康都有負面影響。現今食品營養標示都會標明反式脂肪含量，請務必避開含有人工反式脂肪的食品。

注意過敏或敏感性食物

麵粉類食品除了因為比較精緻、升糖指數較高，吃多有礙健康之外，還有一點值得注意卻容易被忽略，那就是食物敏感性（food sensitivity）。

門診時有許多患者在檢測之後才發現，原來他們對小麥有敏感反應。這些敏感反應會造成腸胃道或是腸胃道以外的各種症狀。小麥內含的麩質，甚至有可能引起身體免疫反應的失衡，嚴重的話會造成自體免疫疾病乳糜瀉。據研究統計，有一％的人罹患了因麩質引起的自體免疫疾病乳糜瀉，而另一種影響更多人的，則是對麩質有敏感反應，卻又不至於像乳糜瀉，稱之為「非乳糜瀉麩質敏感症」（Non-celiac gluten sensitivity，NCGS）。

反覆蕁麻疹，原來是黃豆惹的禍

三十多歲的新手媽媽，產後不斷被蕁麻疹困擾，反覆發作，奇癢無比，卻怎樣也想不透原因。經過食物敏感檢測（參見八十四頁），發現她居然對黃豆呈現重度敏感反應，仔細一問，原來產後為了發奶，常喝豆漿與黑豆水。經過飲食調整，避免攝取黃豆和黑豆後，蕁麻疹的狀況大幅改善。

慢性頭痛，原來是乳酪惹的禍

一位三十多歲的年輕女性從大學唸書期間就長期為頭痛所苦，常常一、兩週就痛一次，嚴重時會痛到嘔吐。看過神經內科、接受中醫針灸治療，始終無法斷根，只能依賴止痛藥來緩解。經過食物敏感檢測（參見八十四頁），發現她對乳酪呈現中度敏感反應，而乳酪正是她最喜歡吃、用來「補鈣」的食物。透過排除性飲食與營養素補充調整，三個月後，頭痛幾乎沒有再發生過。

非乳糜瀉麩質敏感症比乳糜瀉更常見，而且症狀更加多樣化，從胃食道逆流、腹痛、腹脹、拉肚子、便祕等腸胃道症狀，到腦鈍、頭痛、疲勞、關節肌肉痠痛、手腳麻、溼疹、皮膚癢、貧血、焦慮、憂鬱等非腸胃道症狀都有可能。

對於罹患NCGS的人來說，要特別留心小麥製品和麵粉製品，即便只食用短短一星期，都會讓症狀明顯加劇。因為這些食品當中的麩質會在他們身上引發腸漏，而這可能就是慢性疾病或慢性症狀的導火線。如果可以透過無麩質飲食（gluten-free diet）這種排除性飲食的方式，讓患者體內的抗麥膠蛋白*抗體 IgG（Anti-gliadin antibody IgG）濃度降低，症狀也將大幅改善。

「不吃麵粉製品，那就不能吃麵包、饅頭、麵條了，那我早餐要吃什麼啊？」這幾乎是對小麥敏感的人的第一反應。許多人早餐靠麵包或饅頭裹腹，平常也愛吃麵包或麵條，要是不能吃麵粉製品，那該吃什麼好？別忘了，我們還有米！小麥位居食物敏感排行榜前幾名，但對米有敏感反應的人相對來說少很多，不妨以米代替麵粉製品，其他的五穀根莖雜糧如地瓜、馬鈴薯、芋頭、藜麥等，也都是不錯的選擇。（參見附錄）

＊麥膠蛋白（gliadin）是麩質的主要成分之一，也是造成麩質引起免疫反應的主要分子。

「天啊，檢測出來這麼多敏感反應的食物，難道我永遠都不能吃了嗎？」

未必如此。有些患者檢測出來的中度和重度敏感性食物多達十幾種，甚至數十種，而且都是一般常見的食材，如果打算完全避開這些食物，或許真的不知道能吃什麼了。遇到這種情況我會建議，中度和重度敏感的食物能避盡量避，輕度的則輪著吃，而且只吃少量。可以的話，最好事先和醫師或專業人員討論，針對自己的狀況，找出一個做得到又能持續執行的飲食方式，盡量避開敏感性食物，同時兼顧營養均衡。

最重要的是，別忘了同時修復腸道健康以及可能存在的腸漏問題。當腸胃道的消化吸收出問題，原本該被分解成小分子的食物沒有被完全消化，而腸漏又讓不該進到體內的物質漏進去，就容易產生多種食物的敏感反應；又或者是腸道菌叢生態失衡，使得病菌或其產生的有害物質（如脂多糖）漏進體內，啟動了免疫與發炎反應。

換言之，在進行「移除」（remove）步驟，避免敏感性食物的同時，還要同步進行「取代」（replace）、「重植」（re-inoculate）及「修復」（repair）等步驟，給予腸道需要的營養、益生菌，同時調整自己的飲食方式，多管齊下，慢慢調節體內的發炎狀態。等到我們的身體逐漸修復之後，可以再一樣一樣地吃看看這些曾有敏感反應的食物，同時注意觀察身體是否再次出現任何不適的症狀。若在此時發現，曾有敏感反應的食物不再產生敏感反應，就可以安心地食用。所謂的「排除－輪替的飲食法」（elimination-rotation diet），就是這樣透過先排除，再重新輪替嘗試各種食物的飲食方式。運用此方法，可以有效改善許多因食物引起的慢性症狀。

「真的嗎？所以腸道健康之後，我就可以繼續大吃特吃了?!」

且慢，別太心急。要知道，身體器官、組織、細胞、各種生理反應與作用，隨時處於動態狀態，它要怎麼變化、怎麼反應、怎麼形塑我們的健康，除了受到遺傳不可改變的基因控制之外，更重要的，是受到所處的環境、我們的所作所為、飲食、經歷、睡眠、活動、心理、過生活的方式所影響。也就是說，腸道健康不是一成不變的，免疫、發炎、過敏的狀態，以及對食物的敏感反應也是。正因如此，有人會從健康走向疾病，也有人能從亞健康重返健康。對於有敏感性的食物，透過修復腸道健康，可以開始嘗試食用；但相對地，本來不會敏感的食物，也可能因為破壞了腸道健康，導致它啟動了免疫反應，造成敏感。一切的結果，主要取決於自身與周遭環境的互動，說穿了，就是我們的生活形態。

總之，我們應該盡量吃有營養價值的天然原型食物，少糖、少精製、少加工速食，吃好油，多蔬食，並在挑選食物的同時，注意避開自己會過敏或者有敏感反應的食物，

少吃多動還是瘦不下來？小心食物敏感作祟

想減肥的人普遍都有少吃多動的觀念，許多人也真的少吃多動了，卻還是徒勞無功，為什麼？

國外學者做了個實驗，找來體重過重與肥胖的成人，讓他們接受食物敏感 IgG 檢測，找出敏感性食物。接著再將他們分成兩組，其中一組根據檢測結果，吃排除性飲食來減重；另一組則沒有特別排除敏感性食物，而是吃一般飲食、給予一般減重療程。

兩組人吃的飲食熱量相同，其中的碳水化合物／脂肪／蛋白質熱量比也一樣。實驗前，兩組人的體重、身體質量指數（BMI）、體脂肪、腰臀比都沒有明顯差別，但經過六個月的實驗後，吃排除性飲食的那一組，體重、體脂肪、腰臀比、三酸甘油脂減得明顯比較好。

研究認為，食物敏感產生的抗體 IgG 和體內慢性發炎有關，而發炎是現今許多慢性退化性與代謝疾病的關鍵，例如心肌梗塞、中風、糖尿病、肥胖、胰島素阻抗性、失智症、關節炎、自體免疫疾病，甚至是癌症。可見食物敏感的重要性不亞於一般的過敏，影響甚至更深、更廣，千萬別輕忽！

同時維護腸道健康，免得好不容易準備的食材，反而造成體內慢性發炎，引發各式各樣症狀，那就事倍功半了。

認識幫助修復腸漏的營養素

有哪些營養或食物有助於修復腸漏呢？根據研究有以下幾種，讓我們一起來看看：

1. 麩醯胺酸（glutamine）

麩醯胺酸是許多文獻都會提及的一個重要營養素，它是一種胺基酸。胺基酸是構成蛋白質的基本單位，在健康狀態下，麩醯胺酸是人體與肌肉裡含量最豐富的胺基酸。

麩醯胺酸在許多生理運作中都扮演重要的角色，是人體進行組織修復及維持生命所需要的重要胺基酸。對於快速分裂的細胞來說，如肌肉纖維母細胞、腸道黏膜細胞、免疫細胞，麩醯胺酸是細胞的主要能量來源，同時還可以增強生長因子的作用，促進細胞增生，維持腸道屏障的功能，避免細菌毒素入侵人體，幫助維護腸道功能的健全。此外，麩醯胺酸也是「穀胱甘肽」（glutathione）的前驅物，「穀胱甘肽」是體內強力的抗氧化物，有助於對抗發炎及氧化壓力。

傳統上，胺基酸分為兩大類：必需胺基酸（essential amino acids）與非必需胺基酸（non-essential amino acids）。必需胺基酸是指身體無法自行合成，必須從飲食中攝取才可以得到的胺基酸；非必需胺基酸則可以在體內自行合成。在正常健康的情況下，麩醯胺酸屬於非必需胺基酸，我們可以自行製造、也可以從飲食中獲得，以應付身體所需；但是當身體處於高壓力狀態、高代謝狀態時（catabolic state），例如生病、運動、感染、手術等，麩醯胺酸會被大量消耗、需求量隨之大增，身體自行製造的量可能不足以應付需求，這時倘若沒有從外來飲食中補充，有可能影響生理機能，嚴重的話甚至造成免疫機能下降、口腔黏膜潰瘍出血、腸道黏膜萎縮受損、引發腸漏、增加感染風險等，所以麩醯胺酸也被歸類為「條件性必需胺基酸」（conditionally essential amino acid）。

舉例來說，燒燙傷患者的身體便是處於高壓力狀態，營養補給對於復原非常重要，有補充麩醯胺酸的燒燙傷患者，比沒有補充的患者，傷口癒合得較好、住院天數較少、腸漏現象也明顯改善。同樣道理，接受手術的患者在手術後的營養補給裡，有補充麩醯胺酸的人，腸道構造更健康，也比較沒有腸漏現象。若是高強度運動，即便是短期的，也會消耗體內的麩醯胺酸，影響免疫功能，容易引發腸漏，若能補充麩醯胺酸，一樣會有幫助。一項針對慢跑選手的研究發現，在超級馬拉松或馬拉松完賽後補充麩醯胺酸，會降低選手的感染機率。

由此可見，麩醯胺酸真是太重要了，在免疫、代謝、維持腸道黏膜屏蔽完整性、抗氧化、體內酸鹼平衡、促進細胞修復、營養吸收等，都扮演重要的角色。

【麩醯胺酸的食物來源】

平時要如何攝取麩醯胺酸呢？除了針對個別病況與生理需求，直接補充含有麩醯胺酸的功能性營養補充品之外，許多食物也含有麩醯胺酸。

一般來說，含有豐富蛋白質的食物通常會含有較多的麩醯胺酸，牛肉、家禽類、魚、海鮮、乳酪、乳清蛋白（牛奶萃取）、大骨湯（參見二〇二頁）等都是。植物性食物可以考慮如豆類（豌豆、黃豆）、甘藍菜（高麗菜）、菠菜、甜菜、蘿蔔、巴西里（歐芹）。其他像是蛋、全穀類、藜麥、糙米，堅果類如杏仁、核桃、南瓜子等，也都含有麩醯胺酸。食物選擇很多，葷素皆有，平時可以多樣化地選擇適合自己的來吃。

2. 鋅（zinc）

鋅是體內非常重要的「微量元素」，它是一種礦物質。一講到礦物質，大部分人可能聽過鈣、鎂、鉀，它們同樣是身體需要的重要營養素，因為在體內含量較多，身體需求量較大，所以被稱為「巨量元素」。相對來說，鐵、鋅、銅、碘、鉻、硒等營養素的含量相對較少，因此被稱為「微量元素」，不過雖然微量，卻是維持健康不可或缺的，一旦缺乏，仍會引起症狀或疾病。

鋅對於免疫、皮膚、血糖代謝、抗氧化、抗發炎、黏膜細胞、男性生殖功能、細胞分裂及分化、酵素作用、味覺、嗅覺、頭髮生長、傷口癒合、DNA與蛋白質的合成、孩童成長發育等都非常重要。人體若缺乏鋅，容易導致免疫功能下降，增加感染、腸道及肺部內皮細胞受損、腸漏、腸道黏膜潰瘍的風險。補充鋅，有助於修復腸道黏膜，改善腹瀉，降低感染風險。

當身體面對壓力時，鋅的需求便會提高。研究發現，跑步或游泳選手在訓練期間體內的鋅濃度會下降，因為對運動員而言，高強度的激烈運動會增加氧氣的需求與消耗，體內也因此產生較多的自由基，而鋅是抗氧化的重要角色，當自由基變多、氧化壓力增加，就會消耗掉較多的鋅，再加上運動時流汗也會導致鋅的流失，倘若飲食中沒有特別補充缺乏的鋅，便容易導致腸漏，影響健康。

【鋅的食物來源】

富含鋅的食物包括牡蠣、牛肉、羊肉、豬肉、豬肝、瘦肉、魚類、蛋黃、雞肉等；植物性食物包括豆類、堅果、小麥、香菇、菠菜、可可粉（巧克力）等。

對處於高壓狀態的人來說，鋅尤其重要，必須特別注意是否不足。倘若缺乏，必須補充，但也不是無限制地補，營養素需求與身體生理機能的運作處於平衡狀態才是最佳，過與不及都會影響健康。過量的鋅除了會影響其他微量元素（如鐵、銅）的吸收，也會影響免疫功能，還可能與攝護腺癌有關。

3. 維生素A（vitamin A）

大部分人對於維生素A的認知，就是一種保養眼睛健康的營養素，可以預防夜盲症。的確，維生素A與視網膜的健康有關，但除此之外，維生素A對於免疫功能、腸道表皮細胞的生長與分化也很重要。

維生素A和腸道黏膜細胞中的分泌型免疫球蛋白A（secretory IgA，抗體的一種）

的製造有關，有助於調控腸道黏膜的免疫功能。研究還發現，嬰幼兒倘若缺乏維生素A，會增加腹瀉、呼吸道感染、甚至死亡的風險，還會影響兒童的生長發育。但只要針對不足補充維生素A，將有助於改善病況。

維生素A若是不足，還會增加腸道屏蔽功能缺損的風險，容易導致腸漏症，一旦腸道免疫出問題，就容易引起腸道感染。

【維生素A的食物來源】

天然維生素A的食物來源包括肝臟、蛋、魚類、魚肝油等。另外，還可以從植物性食物中攝取胡蘿蔔素，胡蘿蔔素是維生素A的前驅物，在體內能轉化成維生素A。富含胡蘿蔔素的植物通常呈現鮮豔的紅色、黃色、橙色或深綠色，例如：紅蘿蔔、地瓜、南瓜、番茄、香瓜、綠花椰菜、橘子、菠菜、西瓜、紅椒、黃椒、芒果、柿子等，不妨多樣化地食用。

4.維生素D（vitamin D）

普遍來說，國人對於維生素（或稱維他命）一詞並不陌生，在看病問診時，除了詢問病人平常使用的藥物，我常會問是否有吃其他營養保健品，「B群」就是最常聽到的回答。這個B群，指的是維生素B。除了維生素B，維生素A、維生素C也是一般人普遍知道或有在補充的，但若提到維生素D，我發現知道的人相對少了許多。有聽過的人通常認為維生素D是針對骨骼的保健，但事實上，維生素D比你想像的還重要許多。

維生素D，又被稱為陽光維生素，因為人體內的維生素D，主要透過陽光中的紫外線UVB照射皮膚而合成。臺灣地處亞熱帶，一年四季都有陽光，照理說應該不缺陽光，偏偏許多人大多待在室內，不喜歡室外活動；或是怕晒黑，一到戶外就拚命防晒，防晒油、陽傘、帽子樣樣都來，深怕皮膚照射到一丁點陽光。確實，適當防晒有其必要，但是人體同樣需要陽光，過度防晒或者不喜歡晒太陽，都可能造成維生素D製造不足。

那麼，維生素D到底有哪些重要性？

就骨骼保健、骨質疏鬆來說，許多人知道要補充鈣質，但是光補充鈣而忽略維生素D，鈣質的吸收將大打折扣。針對維生素D的功效，相關研究愈來愈多，除了骨骼肌肉，在腸道營養、過敏、自體免疫、血糖控制、心臟血管健康、生長發育、抗發炎、抗氧化、新陳代謝、內分泌賀爾蒙、情緒、腦部及神經系統（如阿茲海默症、帕金森氏症）、甚至癌症，都和維生素D息息相關。也因為維生素D有這麼多生理作用，許多組織運作都需要維生素D，因此有學者認為維生素D其實像是一種賀爾蒙，作用於全身各個角落。

在腸道健康方面，維生素D是腸道黏膜細胞對抗外來微生物入侵不可或缺的營養，缺乏維生素D會讓腸道容易遭受感染。維生素D對於腸道黏膜細胞通透性有保護作用，可以增加腸道黏膜細胞間緊密連結的功能。實驗發現，缺乏維生素D會引發嚴重的腸道發炎，增加罹患發炎性腸道症的風險。罹患克隆氏症（發炎性腸道症的一種）的患者若補充維生素D，不僅有助修復腸漏，症狀和生活品質都明顯改善，發炎指數也會下降。另外，許多民眾罹患腸躁症，長期為腹痛、腹瀉或便祕所苦，而研究發現，腸躁症患者中，維生素D缺乏的比例相當高，透過補充維生素D以提升體內的維生素D濃度，將明顯改善相關症狀與生活品質。

門診時，偶爾會遇到國外回來的患者想做維生素D檢測，因為在歐美緯度較高的國家，日照相對不足，冬季更是缺乏日照，體內維生素D的製造便會受到影響，當地的醫師會幫民眾檢測維生素D，甚至會建議直接補充，因此這些患者多半知道要注意自己體內的維生素D是否不足。反觀國人，相較於維生素B或維生素C，普遍不知道維生素D

的重要性，更別說在意體內維生素D是否足夠了。

《新英格蘭醫學期刊》（*The New England Journal of Medicine*，NEJM）的研究報告指出，不只老年人與成人，青少年或孩童缺乏維生素D的情況也很普遍。根據臺灣全國營養調查（NAHSIT）顯示，大約有七成的成人體內維生素D缺乏或不足。若以我在門診的資料統計，進行維生素D檢測的患者裡，超過八成屬於不足或缺乏，比例非常高！甚至有些說到戶外不會刻意防晒的患者，檢驗結果還是不夠。

嬰幼兒倘若缺乏維生素D會影響生長發育，嚴重的話會造成佝僂症，骨骼容易彎曲變形，甚至骨折。美國兒科醫學會建議，新生兒應該適當補充維生素D。臺灣兒科醫學會也提到，由於母乳中維生素D的含量偏低，依據臺灣本土研究顯示，純母乳哺育的嬰兒在一個月大時，就有部分寶寶出現血液中維生素D濃度不足的現象，因此建議純母乳哺育或部分母乳哺育的寶寶，從新生兒開始每天給予四〇〇IU（國際單位）口服維生素D。至於使用配方奶的寶寶，如果每日吃少於一千毫升加強維生素D的配方奶或奶粉，那也需要每天給予四〇〇IU口服維生素D。足見維生素D對於大人小孩、男女老幼，統統都重要。

【維生素D的食物來源】

既然維生素D這麼重要，那該多吃些什麼食物呢？富含維生素D的食物包括牛奶、雞蛋、沙丁魚、鮭魚、肝臟、魚肝油、香菇等，別忘了還有晒太陽，也是獲取維生素D的方法之一。

倘若仍然不足，可以透過營養補充品來補充。若是嬰幼兒，也有專門針對幼兒的維生素D滴劑補充品，方便使用。記得選擇活性較高的維生素D_3補充品為佳。另外，體內維生素D是否足夠，可以透過抽血來檢測，根據抽血檢驗來調整飲食及營養補充品的劑量，以達到理想濃度。

5. Omega-3 不飽和脂肪酸

脂肪的分類可以依據脂肪酸的結構，分為飽和脂肪酸與不飽和脂肪酸。不飽和脂肪酸又可再分為單元不飽和脂肪酸與多元不飽和脂肪酸，而 Omega-3 和 Omega-6 脂肪酸，就是多元不飽和脂肪酸。（參見一五三頁圖）

講到 Omega-3 不飽和脂肪酸，最為人熟知的大概就是二十碳五烯酸（Eicosapentaenoic acid，俗稱ＥＰＡ）及二十二碳六烯酸（Docosahexaenoic acid，俗稱ＤＨＡ），也就是一般市售魚油所含的成分，魚油是國人最常吃的營養補充品之一。若吃素，也有從植物如藻類中提煉的EPA與DHA可供食用。

除了EPA與DHA，另一種很重要且常被提及的Omega-3不飽和脂肪酸是α-次亞麻油酸（alpha-linolenic acid，俗稱ALA）。ALA進到人體內後，可以轉化成EPA與DHA，它是一種「必需脂肪酸」（essential fatty acid，EFA）。所謂「必需脂肪酸」，就是人體無法自行合成，必須從食物中攝取才能獲得。植物性食物是ALA的主要來源，自然界的植物裡，ALA含量最高的三種食物是亞麻仁籽、紫蘇籽、奇亞籽。

綜上所述，我們一般談論的Omega-3不飽和脂肪酸，主要是指ALA、EPA、DHA。

為什麼Omega-3不飽和脂肪酸很重要？許多研究證實，Omega-3不飽和脂肪酸（尤其是EPA和DHA）對健康有許多益處，對於人體成長發育的各個階段都有其重要性，包括抗發炎、抗氧化，維持腦部、細胞、神經發育、心血管健康、新陳代謝、內分泌、免疫功能等。

根據研究，Omega-3不飽和脂肪酸有助於胎兒及嬰幼兒發育、腦部及視覺發展、孕婦營養補給，也有助改善類風溼性關節炎、克隆氏症、潰瘍性大腸炎、乾癬、紅斑性狼瘡、多發性硬化症、腦部認知功能障礙、精神疾患、慢性偏頭痛、代謝疾病、心血管疾病等。對於腸道健康、維持腸道屏蔽功能、修復腸漏、腸道菌叢生態、胰島素作用、體內慢性發炎，Omega-3 不飽和脂肪酸也有幫助。

至於另一種 Omega-6 不飽和脂肪酸，人體內同樣需要適量的 Omega-6 不飽和脂肪酸。Omega-6 不飽和脂肪酸是製造體內免疫發炎激素的前驅物，為了對抗外來的細菌、病毒、微生物，以及幫助受損組織的修復，體內需要適當的發炎反應以維持健康。我們必須認知到體內生理的運作，過與不及都不好，平衡才是關鍵。

好了，問題來了。過多的 Omega-6 不飽和脂肪酸容易讓身體處於過度發炎狀態，前面章節說過，過度的發炎有礙健康，現今許多慢性疾病、過敏、免疫疾病，其實就和發炎密切相關，偏偏現代人普遍精緻化的飲食習慣，使得人體內 Omega-6 與 Omega-3 的比例，從過去趨近一比一，到現在介於十五比一～二十比一之間，呈現 Omega-6 太多，而 Omega-3 太少的嚴重失衡狀態。如此失衡的脂肪酸比例，讓身體容易發炎，也會增加罹患心血管疾病、肥胖、自體免疫疾病、發炎性疾病、過敏性疾病、氣喘、憂鬱、老化，甚至癌症的風險。

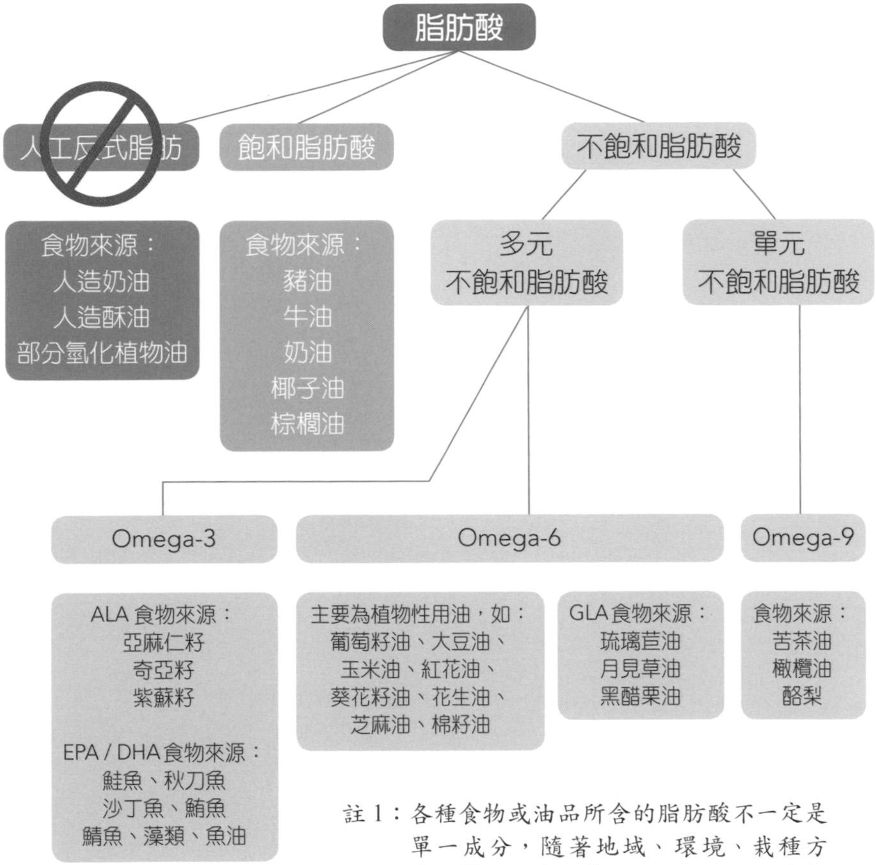

註 1：各種食物或油品所含的脂肪酸不一定是單一成分，隨著地域、環境、栽種方式、製作方式而有所不同，此以該食物所含主要脂肪酸成分為主。

註 2：Omega-6 中的 GLA 為 γ-次亞麻油酸，是 Omega-6 中有抗發炎功效的脂肪酸，因此特別獨立列出。

圖 13　脂肪酸分類與食物來源

透過增加 Omega-3 不飽和脂肪酸的攝取，減少食用過多的 Omega-6，讓 Omega-6 與 Omega-3 重新回到一比一～四比一的健康比例，將能影響基因的調控，減少發炎激素的分泌，降低體內的發炎，也有助改善心血管疾病死亡率、氣喘、大腸癌細胞增生、減少乳癌風險、抑制類風溼性關節炎的發炎狀態。

值得一提的是，母乳中含有包括 Omega-3 與 Omega-6 的各種多元不飽和脂肪酸及半乳寡糖（Galacto-oligosaccharide，GOS，一種益菌質），餵哺母乳將有助於嬰兒的免疫功能、腸胃道屏蔽的發展及腸道菌生態。

除了 Omega-6 和 Omega-3 多元不飽和脂肪酸的平衡，單元不飽和脂肪酸（Omega-9）也對健康有很大的益處，最為人熟知的來源如橄欖油和苦茶油。此外，也非常推薦從酪梨中攝取。患者每每一聽到酪梨都認為脂肪含量高，熱量太高，不能吃。其實酪梨本身雖然脂肪含量高，但主要都是單元不飽和脂肪酸，也含有多元不飽和脂肪酸，以及許多礦物質、維生素、多酚，含糖量又低、吃了有飽足感，有助抗發炎，控制血脂與心血管健康，還能減肥，千萬別再錯怪酪梨了。

6.益生菌（probiotics）

看到這裡，大家應該已經知道腸道內的細菌對於健康有多麼重要。腸道內的微生物很多，有細菌、酵母菌、病毒，有益或有害的都有。益生菌則是泛指攝取足夠的量，可以帶給身體健康效益的微生物。

無庸置疑，「益生菌」近幾年非常熱門，不只許多科學研究主題都圍繞著益生菌，連報章媒體、雜誌書籍、廣告宣傳、網路文章等，都看得到益生菌的資訊，市面上的益生菌產品不勝枚舉，也是民眾最常吃的保健食品之一，由此可知益生菌熱門與受關注的程度。

美國首屆一指的「克里夫蘭醫學中心」（Cleveland Clinic）選出十項二〇一七年最具前瞻性及潛力的醫療創新科技，排名第一的就是腸道菌。目前腸道菌的相關研究很多，主要針對腸胃道疾病，如細菌性腸胃炎、發炎性腸道症、腸躁症等，隨著更多的研究進展，未來也有機會運用在皮膚疾病、糖尿病、癌症等慢性疾病的控制上。腸道菌的研究不僅在科學界很熱門，同時也受到官方重視，美國白宮發起了「國家微生物計畫」（National Microbiome Initiative），投入一億二千萬美金，加上各方投入的四億美金資源，希望可以加速腸道菌的研發。由此可見，這些棲息在我們腸道中的細菌是多麼受到矚目，不僅是目前科學研究的重點，想必也將成為未來治療疾病、健康促進的明日之星。

腸道菌和腸道黏膜屏蔽，彼此會互相影響，也都是維持健康腸道功能不可或缺的要角，一旦腸道菌叢失衡、發生腸漏，就可能引發免疫和發炎風暴，形成惡性循環，造成慢性發炎或自體免疫疾病，傷害健康。補充益生菌對於疾病的預防或治療有正面效果，包括血糖和血脂代謝、腸漏、發炎、氧化壓力、腸胃疾病、過敏、感染性疾病、腦部認知與大腦作用等。

「可是，市面上那麼多種廠牌的不同益生菌，到底該怎麼挑呢？」

太多產品讓人眼花撩亂、無所適從，並不是每一種稱作「益生菌」的產品都一樣，況且又常常有新產品不斷被開發出來，這裡很難一一說明，不過有些原則可以提供參考，幫助我們挑選。

根據國際益生菌及益菌質科學協會（International Scientific Association for Probiotics and Prebiotics，ＩＳＡＰＰ）的建議，以及ＩＳＡＰＰ召開的益生菌研討會所達成的專家共識，開宗明義針對「益生菌」做出下述定義：「指當我們攝食一定足夠的量時，可以對人體產生健康效益的活的微生物。」這個定義雖然看似簡短，但接下來的各項原

益生菌已知研究成果

1. 與腸漏密切相關的第一型糖尿病，倘若在嬰幼兒時期及早補充益生菌，有助降低孩童罹患第一型糖尿病的風險。
2. 補充益生菌有助於維持腸道黏膜屏蔽的完整性，避免環境中的重金屬毒素破壞腸道細胞、引起發炎、造成腸漏。
3. 針對罹患阿茲海默症（一種常見的失智症）患者的研究發現，補充益生菌十二週後，不僅改善了認知功能，同時也改善了發炎指數、氧化壓力指標、胰島素作用、三酸甘油脂等代謝指標。
4. 對於脂肪肝及肥胖等代謝疾病、腸躁症、發炎性腸道症、細菌感染引起的腹瀉、抗生素引起的腹瀉、過敏疾病、腸胃消化、泌尿道感染等，益生菌都可扮演正面角色。
5. 對於運動員因為運動引起的腸漏、發炎、氧化壓力，益生菌有助於調節免疫力、降低感冒風險、縮短腸胃不適天數。
6. 針對健康婦女，給予四週的益生菌補充，將明顯改變大腦中掌管情緒、認知、感覺功能等各區域的協調運作。我們的飲食、環境、行為、年紀等，都會影響腸道菌叢的平衡，這樣的影響會透過腸腦軸線，進一步與大腦功能、神經傳導發生交互作用。

類似研究不勝枚舉，而且還有更多益生菌相關研究正如火如荼在進行，相信未來科學界會帶給我們更多令人振奮的正面消息。

則，都圍繞此一定義而生：

1.有效菌株：既然是要對人體產生健康效益，那麼最好挑選含有經研究證實其健康效益的菌株，產品也清楚標示該菌株名稱。以「Bifidobacterium lactis Bb-12」為例，其中「Bifidobacterium」是菌屬名，「lactis」是菌種名，「Bb-12」是菌株名，能夠完整標示出菌株名為最佳。市面上常見的益生菌包括「Lactobacillus」（乳酸桿菌屬）與「Bifidobacterium」（雙歧桿菌屬）兩大類。「Saccharomyces boulardii」則是益生酵母菌的一種。

2.菌量足夠：依照定義，要攝取一定足夠劑量的益生菌才能產生健康效益，菌量是否足夠因此很重要。不同菌株需要的量可能不盡相同，端看各研究顯示其有效劑量的多寡，不見得愈多就愈好。一般而言，大約是每次食用要有一億至百億菌落形成單位（colony-forming unit，CFU，是一種計算活的細菌數量的方式）。產品上應該標明在產品截止日期之前，每次服用或每一份量會吃入多少單位。

3.如何服用：每次應服用多少劑量應該標示清楚。至於到底該空腹服用？隨餐服用？還是飯後服用？根據研究，在餐前三十分鐘內或隨餐服用，益生菌在腸道內有較高的存活率。

4. 保存方式：是否需要冷藏，依照各種產品製作不同而異，應該清楚標示。

5. 廠商資訊：清楚標示製造廠商、聯絡與諮詢方式等產品基本相關資訊。

6. 含愈多種不同的菌愈好嗎？根據ＩＳＡＰＰ建議，其實不一定，端看使用者想獲得什麼樣的效果，而所挑選的產品菌種是否有研究佐證此一功效。

「想獲得益生菌一定要買益生菌產品來吃嗎？」事實上，我們日常生活中的發酵食物如酸菜、泡菜、味噌、優格、納豆等也含有益生菌，而且相關研究指出，除了益生菌，這類食物在發酵過程中還會產生許多營養素，例如維生素Ｂ、胺基酸、多醣體（polysaccharide）、抗氧化物等。

總之，多吃各類食物，就可以讓自己獲得多樣化的腸道菌，若有特別需求，再考慮使用益生菌補充品即可。倘若不確定自己適不適合使用，或者不知該如何使用，或者本身健康狀況較特殊，請務必洽詢專業人士。

7. 膳食纖維

多吃有益健康的碳水化合物——膳食纖維。

一聽到要多吃碳水化合物就避之唯恐不及？「不是才說要少吃糖嗎？怎麼又叫我多

吃碳水化合物？到底該不該吃呢？」

每每提起碳水化合物，大家常常直覺聯想到糖、澱粉這類精製食品，所以會認為碳水化合物是不好的、不健康的、讓人發胖的，應該要以減少碳水化合物為目標，才會健康、才能減肥。事實上，這樣的觀念應該調整一下。

碳水化合物只是一個總稱，包含了各種不同的分子結構，這些分子結構由碳、氫、氧三種元素共同組成。許多食物都屬於碳水化合物。我們常說的葡萄糖、果糖、蔗糖、澱粉等，都是碳水化合物，而膳食纖維也是碳水化合物的一種，千萬不要以偏概全，認為要少吃糖，所有的碳水化合物統統不要碰。

我們應該在意的是，該吃哪一種碳水化合物才對。精製的碳水化合物，例如額外添加的糖、精緻澱粉，應該少吃；但若是膳食纖維這類碳水化合物，應該要多吃才對，這種好的碳水化合物，反而能夠促進我們的健康。

大家都知道應該多多攝取纖維，偏偏大多數人都攝取不足。成人建議每天攝取量至少約三十公克，然而根據國民營養健康調查，國內成人每天平均攝取量還不到建議量的一半，男性平均攝取量大約是十三．七公克，女性大約是十四公克，遠遠不足。

可是，膳食纖維到底對健康有什麼好處呢？「呃……幫助腸胃蠕動，幫助排便……

就這樣吧？」幫助蠕動與排便是一般人對於膳食纖維的印象，但纖維的好處不只如此。膳食纖維可以增加飽足感、減少進食量，因此有助於控制體重。纖維還可以穩定血糖吸收，不會讓進食後血液內的血糖一下子衝太高，所以有助於降低升糖指數，幫助調控胰島素和血糖。此外，纖維還有助降低膽固醇、降低發炎，這些都是幫助排便以外的好處。

還有一點很重要卻少為人知的是，這些無法被人體消化吸收的膳食纖維，含有我們腸道細菌需要的食物與營養。許多人知道要補充益生菌，也買了益生菌營養品來吃，但如果只有補充菌，卻沒有餵食物給菌吃，效果肯定不佳。腸道菌的食物來源，我們稱之為益菌質或益生元（prebiotics）。益菌質可以通過胃酸和消化酵素的考驗，到達我們的腸道被腸道菌利用。由於現代人的飲食中，纖維攝取量愈來愈少，腸道菌的多樣性也跟著減少，而許多慢性病和發炎性腸道疾病，就是跟腸道菌的多樣性減少有關。對於過重或肥胖的孩童與成人而言，多補充益菌質，還有助於控制食欲！

人體內的腸道菌會利用這些益菌質，加以發酵，產生許多有益健康的重要營養素，包括維生素Ｂ、維生素Ｋ、短鏈脂肪酸（short-chain fatty acids，ＳＣＦＡ）。其中，短鏈脂肪酸包括醋酸（acetate）、丙酸（propionate）及丁酸（butyrate），是我們腸道黏膜細胞的重要能量來源，有助於腸道黏膜細胞的增生與修復，減少腸漏，維持正常的屏蔽功能。此外，短鏈脂肪酸也是腸道菌的能量來源，它還有助於維持腸道的酸性環境，抑制腸道內壞菌的生長。不僅如此，當這些短鏈脂肪酸從腸道被吸收進去後，會影響血糖、脂肪及能量代謝，有助於改善肥胖、胰島素阻抗性和代謝症候群。最後，短鏈脂肪酸還能促進腸道賀爾蒙（gut hormone）的分泌，還記得腸道是一個內分泌器官嗎？這些腸道賀爾蒙有助控制食欲、減少進食量，對於代謝及體重的控制都有正面幫助。更多的研究發現，丁酸可以降低腸道內的發炎、抑制癌細胞生長，能有效幫助預防大腸癌。除了能幫助維持腸道健康，膳食纖維對於肝臟和腎臟這兩大排毒器官也有正面助益，可幫助減輕體內的毒素負擔，降低肝臟和腎臟的發炎。

綜合上述提到的膳食纖維功效，可以知道，膳食纖維對於我們的健康有多大的幫助與影響，每天的飲食組成是否含有足夠的膳食纖維，自然顯得格外重要了。

【膳食纖維的食物來源】

膳食纖維主要來自植物性食物，例如水果、蔬菜、豆類、全穀類、蒟蒻、果皮、根莖類、堅果種子、糙米、薏仁、牛蒡、果乾等非精製加工的食物，建議盡量各種食物多樣化地攝取，不要偏廢。

8. 多酚類（polyphenols）

多酚是植化素（phytochemicals）的一種，而植化素，顧名思義，就是植物合成的化學物質。多酚主要存在於各種蔬菜、水果裡，茶和咖啡也含有多酚。多酚有很強的抗氧化能力，也有抗發炎、抗病毒、抗微生物、抗過敏的作用，許多蔬菜或水果本身特有的顏色，就來自其中所含的多酚。換句話說，顏色愈多愈鮮豔的蔬果，所含的多酚含量也愈豐富。

現代人愈來愈注重養生，會注意食物的品質，也知道應該攝取更多蔬菜、水果，有人還會特別補充植物營養素的萃取物，主要就是為了獲取各種植物性食物裡的植化素，例如：兒茶素（epigallocatechin gallate，EGCG）、薑黃素（curcumin）、花青素（anthocyanidin）、槲皮素（quercetin）、白藜蘆醇（resveratrol）、類黃酮素（flavonoids）、異黃酮素（isoflavones）等，這些我們常聽到的營養素，其實就是多酚。

多酚可以維持腸道菌叢平衡的生態，部分腸道菌會利用多酚中的類黃酮素當作熱量來源。多酚的抗氧化能力還能直接作用於腸道內，減少食物中自由基造成的氧化壓力所帶來的傷害。此外，多酚也可以抑制腸道裡壞菌的生長，並增加益生菌的生長。在腸道屏障的調控上，多酚同樣扮演重要的角色，有助於預防腸漏，維持腸道屏蔽的完整。以上種種，都告訴我們多酚對於腸道健康的重要性，在腹瀉、發炎性腸道疾病、心血管疾病、癌症方面，多酚都有正面的作用。

多酚中的成分以類黃酮素為大宗，其中的槲皮素是自然界中最常見的類黃酮素。許多研究發現，槲皮素有助於減少腸道黏膜細胞的通透性，保護腸道避免產生腸漏的現象。此外，綠茶中所含的類黃酮素——兒茶素，以及大豆中含有的異黃酮素——金雀異黃酮（genistein），都有維護腸道屏蔽的效用。

【多酚的食物來源】

如何才能獲得多酚？既然多酚主要存在於蔬菜、水果中，那多吃蔬菜、水果就是了。各種顏色的蔬菜、水果都應該攝取，紅、橙、黃、綠、藍、靛、紫五顏六色，每種顏色都吃，每樣都吃，多樣化地吃，愈多元愈好，才能全方位攝取各種營養素。

另外，如豆類、洋蔥、全穀類、黑巧克力也都含有多酚。要特別注意的是，別一聽到巧克力就隨意買巧克力零食來吃，這裡指的是「黑」巧克力（dark chocolate），黑巧克力的可可粉濃度較高，不像一般加了牛奶、糖、其他添加物、低可可粉濃度的市售巧克力零食。研究發現，食用濃度七四%的黑巧克力兩星期後，有助於改變體內的壓力荷爾蒙和腸道菌的代謝。另外，穀類的多酚主要來自最外層的麩皮，但在精製過程中往往會去掉麩皮，等於是把營養價值高的麩皮層去掉了，請盡可能吃原型穀類，才能確實攝取到更多的營養素。

9.黃連素（berberine）和褐藻醣膠（fucoidan）

其他有助於修復腸漏的成分還包括黃連素和褐藻醣膠。

黃連素有助於抑制發炎反應的進行，避免緊密連結的結構受到破壞。研究還發現，黃連素對於血糖、血脂、脂肪肝的控制也有幫助，還能促進體內脂肪細胞產熱消耗能量，幫助控制體重。

褐藻醣膠則是近年受到熱門討論的一種補給品，門診時也常遇到民眾詢問。褐藻醣膠是一種由天然藻類植物萃取出來的水溶性纖維，它是一種多醣體，主要構成成分是硫酸岩藻醣，二十世紀初首度被發現，許多國家隨即展開大量研究，發現它有許多生物功效。二十一世紀初，從西元二〇〇〇年到二〇一〇年短短十年間，有關褐藻醣膠的研究增加了三倍，由此可見科學界對褐藻醣膠的興趣。

褐藻醣膠有抗發炎、抗氧化、抗腫瘤細胞增生、抗血管增生、活化免疫細胞、對抗細菌及病毒感染、減輕癌症治療副作用等功能。而在腸漏方面，褐藻醣膠可以避免因為氧化壓力造成的腸道黏膜受損和通透性的增加，有助修復發炎性腸道疾病中受損的黏膜組織，避免病情的持續進展與惡化。在動物實驗裡，褐藻醣膠也被發現可以避免因為阿斯匹靈引起的胃潰瘍。

目前褐藻醣膠相關研究大多是針對癌症與發炎的領域，希望未來有更多研究告訴我們它應用在腸漏、腸道發炎，以及各種慢性病、自體免疫疾病、慢性過敏時，是否也能夠發揮正面助益。

營養補充品非萬能

「親朋好友好多人都在吃保健食品喔！有的吃B群、有的吃益生菌、有的吃鈣片、還有人吃魚油，好多種。請問醫師，營養補充品有需要嗎？大家都在吃，我是不是也吃一下比較好？有吃應該比較健康吧？」

根據二〇一五年媒體公布的調查報告顯示，國人吃保健食品的風氣頗盛，一年用在保健品的花費大約一千億臺幣，最常吃的保健品前五名為：維他命、鈣片、葉黃素／玉米黃素、魚油、酵素／乳酸菌／益生菌。

那麼，到底是否需要吃營養補充品呢？

前文提到，現代人的飲食習慣，普遍導致體內 Omega-6 與 Omega-3 脂肪酸的不平衡，除此之外，根據二〇〇五～二〇〇八年臺灣國民營養健康狀況變遷調查結果，國人對於膳食纖維、維生素A、維生素B_1／B_2／B_6、維生素C、維生素D、維生素E、鈣、鎂、鋅、鉀等，隨著年齡和性別的不同，有著不同程度的缺乏現象，女性還應特別注意缺鐵的問題。

倘若飲食真的無法攝取足量，經過專業評估，根據個別的健康狀況與特別的生理需求或疾病需求，確實可以考慮額外使用營養補充品。但必須再次強調的是，營養補充品並非萬能，千萬不要本末倒置，以為吃了補充品就營養均衡、一定健康。

身體需要的營養素太多了，絕對不是只有單一種或幾種的維生素或礦物質，那些被發現，乃至於能夠被萃取提煉合成、商品化、生產製造，最後到市面上販賣的營養素，遠比自然界所存在的還少，甚至許多食物當中存在的營養素可能尚未被發掘。我們的健康需要所有的營養素完整地、均衡地、恰到好處地發揮協同作用，就像是管弦樂團，雖然每種樂器各司其職、各有特色，仍要結合在一起才能共同譜出完美的樂曲一般。

我們應該先檢視自己的生活形態，盡量追求含有多元營養的完整飲食，真的吃不到的、不夠的、或者因為身體健康狀況有特別需求的，再使用營養補充品，這樣才能達到相輔相成的效果。健康絕對不是單靠幾種營養品來維持，而是所有的飲食營養、內在外在、生理心理與環境、和與生俱來的基因交互作用、互相影響之下，所得到的總合結果。如果只是買一堆營養品，生活形態各方面都不注意，這樣不會換來健康，頂多是花錢買心安罷了。

倘若真的需要使用營養補充品，不管是透過什麼樣的管道購買取得，都應挑選符合自己的健康狀況所需，而不是別人說什麼就一窩蜂跟著買，網路說什麼就一窩蜂團購搶買。

請想清楚，「健康」才是我們的目的，不是看別人吃就吃，看別人買就買，而是要選擇適合自己需求的產品。品質如何、有無第三方公正單位如GMP品質認證、劑量是否足夠等，都要注意。另外，每個人的健康情況各不相同，倘若有服用其他藥物，請務必和醫師討論，看看該如何補充、是否會產生交互作用，才能確保可以安心使用，錢才花得有價值，對健康才有加分效果。

「食育」遠勝德智體群美

講「食育」之前，先猜猜看，以成人較常見的第二型糖尿病來說，目前紀錄中最年輕的患者幾歲？

三歲半。你沒看錯，就是三歲半！

過去大家以為第二型糖尿病這類慢性病是大人的專利，但近來已有年輕化的趨勢，二十多歲的案例時有所聞。尤有甚者，三歲半的小女孩就得到了第二型糖尿病。在二〇一五年瑞典舉辦的歐洲糖尿病學會會議中，美國學者就分享了這個案例。

這位三歲半的小女孩，足月生，出生體重正常，沒有特殊疾病史，因為出現口渴、頻尿的症狀（典型的糖尿病「三多一少」症狀：吃多、喝多、尿多，體重減少），求診小兒內分泌科醫師。檢驗後發現，小女孩的血糖與糖化血色素（HbA1c，是糖尿病的重要指標）都很高。

一般這麼年輕驗出糖尿病，會注意是否為第一型糖尿病，因為第一型糖尿病通常是年輕時發病，但醫師做了進一步檢驗，確認小女孩並非第一型糖尿病。

再次仔細問診，發現小女孩的體重和BMI都位於同年齡族群的前五％，女孩的父母也屬於肥胖，女孩平日的飲食都是高油脂、高熱量，父母沒有特別限制。至此，醫師診斷小女孩得到的是第二型糖尿病，年僅三歲半，已確診罹患我們以為成人才會得到的病。

醫師開始用藥物控制女孩的血糖，同時對父母進行飲食教育，請他們一同參與小女孩的治療過程，控制飲食、控制熱量、增加運動量、改變生活作息，小女孩的血糖漸漸改善，血糖藥物也隨之減量，經過六個月的治療，女孩減去了四分之一的體重，血糖和糖化血色素都恢復到正常值，醫師也因此停藥。

看完這個案例，你的感想是？你自己是怎麼吃的？家人又是怎麼吃？

健康是一切之本，成人如此，小孩也是，想健康，一定要有健康的飲食，否則一切都甭談了。然而在充滿競爭的今日，普遍追求課業表現、才藝技能的同時，常常忽略了飲食教育的重要性。但事實上，食育從小到大，直到成人、老年，對每一個人都非常重要。

門診時，我遇過家長因為學童肥胖代謝的問題來求診，仔細詢問後發現，因為升學考試課業繁忙，除了上學，放學後緊接著補習，時間排得滿滿滿，幾乎都以外食為主，外食內容又偏精緻化且營養不均，難怪體重增加、身體產生變化、皮膚出現黑色棘皮症（參見七十六頁）。檢驗結果則是尿酸偏高、高密度脂蛋白膽固醇偏低、空腹胰島素竟然高達五十，遠遠超過標準參考值十六！倘若繼續下去，得到糖尿病只是早晚的事。

營養的飲食帶來健康的身體，也會讓學童的課業表現更好。如果只是一味追求課業表現，卻長期飲食錯誤，吃下許多垃圾食物，不僅妨礙生長發育和腦部健康，還可能導致精神不佳、難以專注，學習表現怎麼可能會好？

我們應該、也必須重視「食育」，而且要刻意練習，讓正確健康的飲食習慣從小就落實培養，從嬰幼兒時期就開始注意。研究顯示，腸道菌叢的生態和腸道黏膜的通透性，在胎兒仍然在母親肚子裡發育時，就開始受到母親健康狀態的影響。之後的分娩方式，以及出生後嬰幼兒時期的諸多環境因子、飲食因素等，都是形塑兒童健全腸道功能的關鍵因素，進而影響未來長大後一生的代謝與健康，可見從小奠定良好基礎的重要性。

小孩的可塑性和學習能力很強，但大人必須給予正確的觀念與資訊，因為小孩只知道肚子餓了「要吃」，但不懂得要「怎麼吃」、「吃什麼」。我們可以一點一滴慢慢教育下一代，如何選擇食物、該怎麼吃、為什麼要這樣吃，刻意地多蔬食、多原型、少精製糖，讓孩童習慣吃天然原型食物、欣賞原型食物的美味，否則面對到處充斥的不健康食品，很容易養成錯誤的飲食習慣，以後不但很難矯正回來，甚至會對身體健康造成不可逆的傷害。

兒童是國家未來的主人翁，但如果沒有健康的飲食環境與行為，自然不會擁有健康的體魄，長大後體弱多病，國力怎麼可能強盛？我相信，為下一代打造一個健康的飲食環境，讓他們養成健康的飲食習慣，就是給他們的最重要資產，任何其他成就，都應該建立在健康的基礎之上。

原則二：適當動

「運動是一帖良藥。」（Exercise is medicine.）適度運動有助腸道健康及控制慢性疾病（如心血管疾病、糖尿病、癌症、失智症等）、降低死亡率、增加餘命。而且研究

缺乏食育，十四歲起與慢性病相伴一生

一位二十多歲年輕女性第一次來我的門診求診，希望我開胰島素讓她可以繼續治療糖尿病。原來她十四歲時就被診斷出第一型糖尿病，從那時到現在都靠胰島素治療來控制血糖，她的家族中並沒有人得糖尿病，為了了解她的病史與生活形態，我進一步仔細詢問，得知她小時候幾乎三餐都是外食，而且常吃速食。

回想一下一二〇頁「原則一：吃對」的內容，想想看，如果常吃外食、常吃速食，可能會吃進哪些東西？

食品添加物大概少不了，高糖、高油、精緻化更是速食的特色，喔對，說不定還吃進許多敏感性食物呢！長久下來，健康當然會出問題。飲食不注意，長大就容易生病。想像一下，十幾歲就被診斷得到第一型糖尿病，必須終身使用胰島素治療，出門在外得隨時把胰島素帶在身邊，平常還要注意是否有低血糖的症狀發生，如果可以重來，我想沒有人希望過這樣的生活。

健康的飲食習慣，正確的「食育」觀念，一定要從小培養，大人、小孩一起來！

顯示，運動還有助於增加腸道菌的多樣性。

但如果問現代人最常做的活動是什麼？答案八成是「坐」。雖然聽起來很諷刺，無疑是事實。想看看自己每天的時間安排與工作行程，不管是上網、打字、看文件資料、看書、開會、用餐、聊天、滑手機、用平板電腦、傳LINE、上臉書等，是不是大多坐著？下班回家後一股腦兒地往沙發躺、看電視、吃東西，是不是一樣繼續坐著？不只大人，連學生也一樣，除了短短的下課時間，其他時間幾乎都是坐著，放學後可能還要上補習班、才藝班，回家繼續坐著寫功課。長久坐著，是會坐出病來的。

根據二〇一五年國內調查資料顯示，國人平均上班時間會坐六小時；下班後有近七成的人坐超過三小時，約四成的人坐超過四小時；而一天下來久坐超過十小時的上班族，甚至超過了四成。

久坐對健康有什麼壞處？簡直太多了！長時間久坐不動，可能因為姿勢不良造成頸椎和腰椎退化、肩頸僵硬痠痛、腰痠背痛、肌肉量和肌力變差、關節僵化。此外，久坐還可能造成血糖代謝變差、血壓血脂異常、腰圍變粗、胰島素阻抗性、慢性發炎、內臟脂肪變多、肥胖、心血管疾病、甚至各種癌症等。

根據大規模統合分析研究，探討各種危害健康的危險因子（如肥胖、吸菸、不活動、糖尿病、社經地位等）對於壽命的影響，發現長久不活動會讓平均餘命減少二・四年，研究結果發表在世界頂尖的醫學期刊《刺絡針》，可見久坐對於健康的影響多麼巨大。

既然如此，那要做什麼運動？怎樣叫「適度」？運動多久才夠呢？

答案其實因人而異，每個人都是不同個體，我們身上帶有的基因、身處的環境、攝取的飲食營養、行為、睡眠、心理狀態、情緒等，不盡相同，別人認為的「適度」套用在自己身上可能是「強度」，應該依照個別狀況量身定做、循序漸進。

根據世界衛生組織建議，一般健康成人倘若沒有特別禁忌，建議一星期至少要有一百五十分鐘中等強度的運動，比如一天三十分鐘，一個星期做五天；或是一星期至少有七十五分鐘的高強度運動，比如一天二十五分鐘，一個星期做三天。至於做什麼運動好？如果真的有心、有時間、有毅力、肯花錢，上健身房當然很不錯，但大多數人的實際狀況是，平常生活工作已經很忙碌，往往撥不出額外的時間上健身房，甚至許多門診患者已經繳了健身房費用，卻沒時間去使用。

我往往建議不妨嘗試最簡單也最經濟的方式——快走。只需要一雙好走、舒適的鞋，也不用額外花錢買設備。至於中等強度，當然不是一般散步逛街，較簡單的強度測量法是，走到讓自己稍微有點喘，心跳稍微快，能和旁人講話但無法唱歌的程度，這樣大概就是中等強度了。一天三十分鐘，一個星期五天，就能達到建議運動量。如果真的沒時間，無法一次挪出完整的三十分鐘來運動怎麼辦？也可以分割成一次十分鐘，一天做三次，這樣也有幫助，有運動總比沒有運動好。

「我也知道久坐不好，也想運動，可是醫師啊，我是忙碌的上班族，上班時間長，有時還要加班，而且工作就在辦公室內，主要就是用電腦、看資料、文書、打電話這些，常常坐著，那要怎麼辦？你教教我吧！」

針對這類久坐上班族，學者研究出一些建議：

一、久坐形態的工作，每天工作時至少應該累積起身兩小時，站著、走路、運動都可以，反正就是不要一直坐著，起身時間能夠增加到四小時更好。

二、起身做什麼？不妨換個角度想，哪些事站著做也可以？這麼想，就會發現其實很多活動可以站著做，例如站著開會、直接面對面講話溝通、站著打電腦、寫字、看書、看資料等，這些事情站著做，完全不影響效率和思考，反而還比較不容易打瞌睡呢！國內外有愈來愈多可調式升降桌椅，我個人也是愛用者，在看診空檔將桌子升高活動一下，使用電腦完全不影響，既方便又健康。

三、久站和久坐一樣都不好，彼此應互相穿插調配，活動手腳，不要僵著靜止不動，就比較不會對肌肉骨骼造成傷害，導致痠痛。

研究顯示，對於一天要坐七小時以上的久坐者，每天若增加一小時坐的時間，早死風險便增加五％。如果能夠減少久坐、增加活動，不僅可以改善健康，對於工作效率、品質、生產力都有幫助，可謂一舉數得。

不管是刻意的運動或平常的活動，應該讓它盡量融入生活，成為自己生活的一部分，輕鬆自然即可，不需要太拘泥於形式，也不用太勉強，否則反而會因為給自己的壓力太大而無法持久，只要願意開始做、持續做、循序漸進，日常生活這些大大小小活動，都對健康有益處，都比不動來得好。

我整理了OMG三原則，符合OMG原則的活動，就是適合的：

原則I、掌握權（Ownership）：由自己做決定，找一個生理上、經濟上、時間上都符合自己需求的運動，這樣比較能夠執行下去。哪怕再小、再簡單，有開始就是好開始，不需要勉強自己，也不需要看別人做什麼就盲目跟從，為自己而動，健康是掌握在自己手上。

原則II、可持續（Maintainable）：三分鐘熱度沒有用，唯有持續才有效益，所以一開始選擇什麼樣的活動很重要，不用花俏、不用炫，能夠持續才有效。

原則III、身心爽（Great feeling）：做完後覺得身心舒暢，精神體力變好，心情愉快，讓人有滿足的感覺，健康也跟著改善，就是好運動。

現在就動腦想一想吧，每天的生活與工作，每天會走的路線，有沒有什麼可以增加活動，減少坐著的時間？我相信一定有。能夠特別撥出時間運動很好，但如果真的沒時間，至少可以在日常生活中增加身體活動的機會，例如：搭捷運或公車可以站著（身體狀況允許的情況下）、提早一站下車用走的、走樓梯不搭電梯、站著寫字或看資料、站著開會、站著用電腦等，都是增加身體活動的方式。對於白天忙著上班、回家又要照顧小孩、操持家務的職業婦女而言，除了勞動，真的是忙到沒時間運動，又怕身材久而久之日漸走樣，這時不妨利用休息空檔的三到五分鐘，做做深蹲與棒式撐舉，時間極短，就可活動身體、鍛鍊肌力。

總之，時時刻刻提醒自己：「要活就要動！」

原則三：睡好

睡眠不足和失眠是許多人的問題，由於生活忙碌緊湊、事情做不完、加班熬夜、應酬聚會、滑手機、用電腦、時間分配不當等，睡眠往往成為犧牲品，導致睡眠品質差、睡眠時間不足。千萬別以為這只是影響隔天精神，喝杯咖啡提提神就沒事，睡眠對健康太重要了，長期沒睡好會拖垮健康、影響代謝和飲食行為，不僅容易肥胖，也會影響腸道健康！

美國學者研究發現，睡眠時間在六小時以下的人，含糖飲料的攝取量比睡七到八小時的人明顯較多，睡不到五小時的人喝更多。睡眠不足者（低於六小時），食物總熱量的攝取明顯增加。如果能夠把原本不足的睡眠時間多延長一點，讓自己睡久點、睡好點，除了精神變好，食欲也會跟著下降，對甜食的渴望也會降低。

除了睡眠時間的長短很重要，就寢時間也同樣重要。國外研究發現，同樣睡眠長度接近七小時的人，夜貓子型（接近午夜十二點才就寢）比早睡型（晚上十一點前就寢）的人，有較高的膽固醇、三酸甘油脂、發炎指數（hs-CRP），而且全身體脂肪含量較高，肌肉量卻比較少。整體來說，夜貓子得到糖尿病、代謝症候群、肌少症的風險是比較高的。這個研究告訴我們，生活作息與體內日夜生理時鐘，對於生理運作和代謝調節非常重要。

睡眠對於大人和小孩的健康同等重要。在臺灣，不只許多成人睡眠不足，學童也常常睡不夠，或許因為課業繁重，或許因為3C產品、電腦、手機的普遍使用，長久下來一定會影響學童的健康。國外針對四年級與七年級的學童研究發現，一天睡不到十小時的學童，明顯較常喝含糖飲料，蔬菜也吃得比較少。另一份研究則發現，嬰幼兒時期如果睡眠不足，不僅心血管疾病的風險提高，未來肥胖與體脂肪增加的風險也會比較高。

講到睡眠，不能不提褪黑激素（melatonin）。褪黑激素是一種賀爾蒙，每當接近夜晚睡眠時間，腦中的腺體松果體（pineal gland）就會開始分泌褪黑激素。褪黑激素有助於讓我們進入安然熟睡的狀態。全暗的環境能幫助分泌褪黑激素，光線的刺激反而會影響分泌。也就是說，在睡眠時間開燈、滑手機、使用3C產品，都可能會減少褪黑激素的分泌，因而影響睡眠。

別以為褪黑激素只和睡眠有關，分泌不足只會影響睡眠而已。褪黑激素除了由腦中的松果體分泌，腸道也會分泌褪黑激素，而且腸道所含的褪黑激素總量是松果體的四百倍之多！

目前我們知道褪黑激素對人體健康有許多方面的影響，它對腸道健康很重要，體內褪黑激素濃度較低的人，往往也代表著生理時鐘的混亂，這樣的人較容易有腸漏現象。對於罹患腸躁症的人來說，補充褪黑激素有助於改善腹痛程度。

在代謝疾病方面，褪黑激素會影響胰島素分泌的調控機制，也影響胰島素阻抗性、心血管疾病、血脂代謝、血糖控制、代謝症候群及肥胖。此外，褪黑激素還有抗發炎、抗氧化的功效，也有研究顯示它有對抗癌細胞的功效。臺大的研究團隊則發現，褪黑激素有助於改善異位性皮膚炎兒童的睡眠品質與疾病嚴重度，研究結果發表在著名的醫學期刊*JAMA Pediatrics*。

上述研究在在說明了褪黑激素、良好的睡眠，以及規律的日夜作息對於健康的重要，從新生兒到老人無一例外。對於經常熬夜、睡覺前喜歡用手機、睡覺時開燈、日夜顛倒、工作輪班的人，可得特別注意自己的睡眠作息與健康狀態。

那麼，要睡多久才夠呢？根據「美國睡眠基金會」（National Sleep Foundation，NSF）建議，根據不同年齡層，建議的理想睡眠長度請見下頁圖。

圖 14　睡眠時間建議

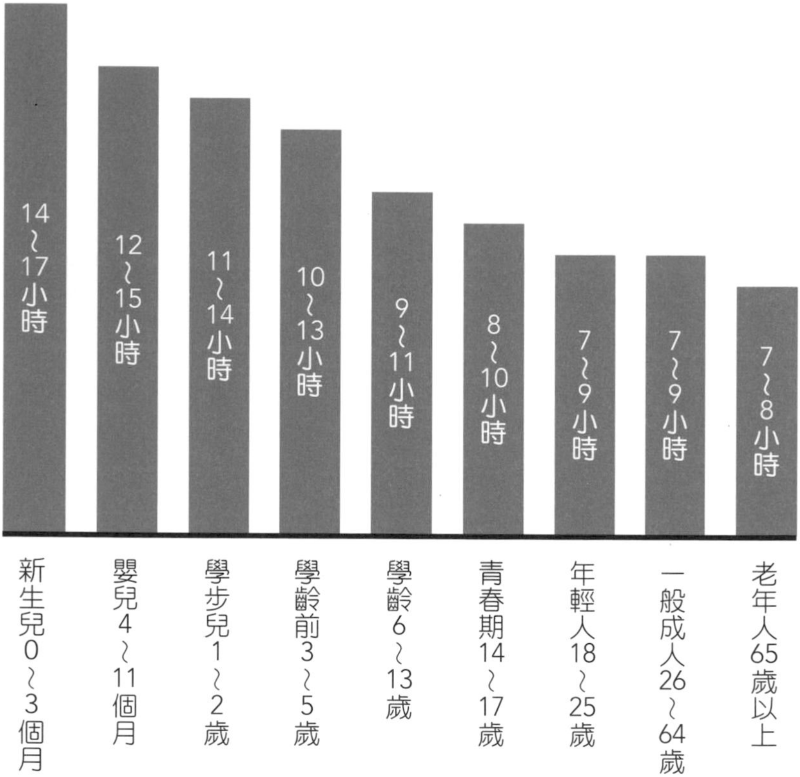
14～17小時
12～15小時
11～14小時
10～13小時
9～11小時
8～10小時
7～9小時
7～9小時
7～8小時
新生兒0～3個月
嬰兒4～11個月
學步兒1～2歲
學齡前3～5歲
學齡6～13歲
青春期14～17歲
年輕人18～25歲
一般成人26～64歲
老年人65歲以上

養成良好睡眠習慣小技巧

技巧 1 按表操課。固定時間就寢與起床，即始放假或週末也一樣，有助於建立規律的生理時鐘運作。

技巧 2 睡前放鬆儀式。可以聽輕音樂、靜坐、冥想、閱讀、泡熱水澡、做簡單的伸展操，幫助大腦和情緒進入放鬆狀態。避免收看容易引發情緒波動的節目或影劇，避免睡前玩容易入迷的電玩遊戲，避免睡前在床上滑手機。

技巧 3 避免長時間午覺。
午間小睡片刻有助提神，但盡量不超過三十分鐘，以免影響晚間睡眠。

技巧 4 每天規律運動。

技巧 5 舒適的環境。
避免噪音、避免太冷或太熱的室溫。準備舒適的寢具。睡覺時建議燈光全關，不要有任何光線。臥室內也盡量不要有電視、電腦，與工作相關的物品，讓臥室成為能夠徹底放鬆的場所。

技巧 6 睡前避免攝取咖啡因、吸菸、喝酒、吃大餐或食用會導致脹氣不適的食物。

技巧 7 白天接觸陽光。有助於建立日夜規律作息。

技巧 8 倘若因為身體不適症狀而影響睡眠，請先尋求專業人士協助，切勿自行任意使用藥物。

原則四：紓壓

急性或長期慢性的壓力，無論是來自心理層面或生理層面，不管是來自工作、事業、家庭、人際關係、財務、健康、生活或心情的大小壓力，都會影響健康，這是現代人面臨的問題，甚至可能連自己都沒有察覺。

想想看，你有多久沒和自己對話了？身體有沒有出現什麼反應或不適？和過去的健康狀態相比有什麼不一樣？變得更好？還是更糟？有什麼管道可以紓解壓力？

以「腸腦軸線」來看，壓力會影響腸道菌叢生態，一旦腸道菌叢被影響，導致腸道不健康，又會回過頭來影響大腦的表現，心理、情緒、行為都會受到影響。壓力也容易造成腸漏，還會改變腸道生理作用、影響內分泌、免疫功能，最後導致發炎，而這樣的發炎又會影響大腦和中樞神經，使得壓力持續甚至增加，形成惡性循環。

如何紓壓是忙碌現代人的重要課題。

常遇到患者告訴我，壓力大時會透過吸菸或喝酒來排解。事實上，當我們面臨壓力時，需要的不是香菸、酒精、咖啡因或藥物，它們反而有可能帶給身體更大的壓力，讓我們陷入惡性循環。真正需要的是，更注意自己的作息是否規律、睡眠是否充足、營養是否足夠，甚至當面臨極大壓力時（如體能競賽），必須更加注意飲食，補充額外足夠的營養，一來用以修復受損的組織，二來提供細胞因為面臨壓力而增加的營養需求，才能讓身體有本錢面對高壓，順利安然度過又不損害健康。否則一遇到壓力，作息混亂，睡眠不足，內外壓力雙重影響，可能導致抵抗力下降，容易生病或受傷。

許多活動都有助於紓解壓力，如運動、快走、跳舞、唱歌、打球、太極拳、靜坐、冥想、聽音樂、看書、寫作、到戶外接觸大自然等，端看自己的興趣與時間安排。讓自己轉換情境，也轉移大腦的注意力。平時還可以多做腹式深呼吸，同樣有助於紓解壓力。

原則五：戒菸、戒酒

戒菸

香菸包含了上千種的化學物質及數十種致癌物質，其中的亞硝胺類成分更被國際癌症研究學會（International Agency for Research on Cancer，IARC）歸類為一級致癌物。

香菸對於心臟血管、肺部支氣管呼吸道、內分泌、發炎、免疫、內臟脂肪等，都會造成負面影響，還會造成腸道發炎，增加罹患發炎性腸道疾病的風險。吸菸會讓小腸黏膜屏蔽受到破壞，引發腸漏，導致細菌進入血液循環並引起體內發炎反應。換言之，吸菸不僅傷荷包，也嚴重傷害健康。二〇一七年權威醫學期刊《刺絡針》發表了一份大規模的統合分析研究，發現吸菸會減少壽命，男女皆然。

總之，吸菸可說是百害而無一利，為了健康，必須戒菸。二手菸和三手菸也會對健康造成影響，應該盡力避免才好。沒有吸菸的人請不要因為好奇心或人情壓力而吸菸；正在吸菸的癮君子，則應及早戒菸。

門診時，我常問患者是否有吸菸，有吸菸的人，我都會勸他們為了健康、為了荷包，趕快戒掉，他們常回答我：「戒菸會變胖耶！」的確，有些人因為戒了菸而體重增加，但不應該為了這理由而拒絕戒菸，因為可以透過飲食調整、生活形態的改變來預防體重的增加，但若持續吸菸，只是不斷地傷害身體而已，即使體重沒有增加，健康還是一點一滴不斷被香菸耗損掉，兩相權衡起來，當然還是戒菸好。

常聽到下定決心戒掉幾十年菸癮的人，是因為身體亮起了紅燈，得到重大疾病才覺悟。難道真的不見棺材不掉淚，非得生了重病才來後悔？這樣值得嗎？吸菸的朋友，趕快戒掉吧！

戒酒

酒精會影響腸道健康，容易引發腸漏，還會影響代謝、血壓及大腦發育。不僅如此，飲酒也會增加罹癌風險，即使是少量的規律飲酒，一樣會增加癌症風險。世界衛生組織認為酒精並沒有所謂的安全劑量，因為研究證據顯示，對健康最好的方式就是完全不要喝酒，如果真的要喝，量愈少愈好。

「喝紅酒總可以吧？大家都說有益心血管健康啊！」

紅酒為什麼會被認為有益心血管健康呢？主要是因為其中含有抗氧化、抗發炎的營養素，如白藜蘆醇（resveratrol）、原花青素（procyanidin）、花青素、類黃酮素等，這些營養素屬於多酚類。若想攝取多酚，大可從其他植物性食物獲取（參見一六三頁），不一定非得喝紅酒不可。更何況，若想維持心血管健康，整體的生活形態更加重要，比如增加身體的活動量、吃有益健康的食物，都遠比喝酒能帶來更多好處。如果只想靠喝紅酒來保護心血管，恐怕是弊大於利。

不管喝啤酒、紅酒、烈酒，只要飲用含酒精飲料，都必須注意自己是否能夠完全代謝酒精。缺乏乙醛去氫酶（ALDH2）此一酵素的人，無法完全代謝酒精，會讓體內的乙醛累積過多。乙醛可是一級致癌物，累積在體內將增加致癌風險，罹患頭頸部癌症和食道癌的風險甚至是一般人的五十倍以上，偏偏臺灣人有將近五成缺乏這種酵素，比例可說是世界最高。缺乏這種酵素的人，一喝到酒精就容易臉紅，因此應該盡量避開酒精性飲料，為了健康，就別再逞強了吧！

原則六：規律作息

萬物運作皆有規律，春夏秋冬、日夜晨昏，依照著一定的節律，人體內的生理反應也是，所以正常的規律作息對健康無比重要。前面提過褪黑激素與睡眠，當褪黑激素濃度低、睡眠不足、睡眠品質差，不只影響白天的精神，也會造成體內晝夜生理時鐘的混亂。別以為只有腦部運作有生理時鐘，身體各個器官也都有自己的生理時鐘和晝夜規律，彼此之間和諧運作，腸道的生理時鐘會與腦部的生理時鐘彼此互相影響，混亂的生理時鐘會破壞腸道菌叢的平衡，而腸道菌叢的生態又會進一步影響大腦的生理時鐘，進而影響身體的能量代謝、內分泌、免疫功能、消化功能，讓身體容易處於發炎狀態，甚至還和癌症有關！對於常熬夜、日夜顛倒的人來說，尤其要注意。

健康是一輩子的事業，CEO就是你自己

基因非宿命，遺傳非注定。

二〇一〇年一月份的《時代》雜誌以人類ＤＮＡ圖形為封面，斗大的標題寫著「為什麼你的ＤＮＡ並非你的宿命？」（Why your DNA isn't your destiny?）科學告訴我們，與生俱來的ＤＮＡ並非一切，後天的環境與我們的作為會影響基因的表現，決定它開啟或是關閉，而這對健康和壽命的影響才是真正的關鍵，這樣的影響甚至會傳給下一代。

《新英格蘭醫學期刊》的研究報告就指出，即便天生帶有高風險的遺傳基因，後天的健

康生活形態，可以降低將近五〇％罹患冠狀動脈心臟疾病的風險。

健康不是理所當然，而是必須用心經營。我們都知道汽車平時要定期保養，檢查零件、耗油、胎壓等，才能正常行駛、確保行車安全。同樣地，對於「人體」這個極其複雜的生物體，每天面臨各式各樣的壓力與環境變化，我們當然更應該用心對待，怎能放任飲食與生活形態的不健康，卻又期待健康可以持續呢？這當然是不可能的。

我們也知道房屋漏水既擾人又麻煩，抓漏修漏又常修不好，與其如此，不如一開始就做好該有的防水措施，避免日後的麻煩。要知道，防水不是修漏，預防勝於治療。同樣道理，在健康上，沒人想等到生病了才後悔，而預防之道無它，重視自己的生活形態是為首要。就算真的得病了，也必須從生活形態開始改變，才有可能控制病況，甚至好轉。

罹患慢性病和慢性症狀的人愈來愈多，你我或周遭親友可能就是其一，問題幾乎都源自生活形態。我們的生活形態與飲食會和基因產生交互作用，影響基因的表現，而這些交互作用累積下來的結果，造就了我們今日的健康狀態。唯有從生活中的飲食營養、睡眠休息、運動活動、壓力管理、情緒控制、作息調整等改變做起，讓自己的身心靈達到平衡，才有可能讓健康逆轉勝。

功能醫學之父傑佛瑞・布蘭德博士（Dr. Jeffrey S. Bland）對於慢性疾病與健康做了完整的詮釋，在此與各位分享：

「在一個人的一生當中，對健康、活力、身體功能有最深遠影響的，並不是他看的醫師、他吃的藥、他接受的手術或是其他治療。影響一個人最深遠的，是他自己對於飲食和生活形態做的每一個決定，在基因表現上所累積的效應。」*

身處慢性疾病浪潮與趨勢中，請記住，健康沒有奇蹟，只有累積。健康是你這輩子最值得投資的事業，而你，就是自己健康的主宰者。

---

* 原文："Throughout your life, the most profound influences on your health, vitality, and function are not the doctors you have visited or the drugs, surgery, or other therapies you have undertaken. The most profound influences are the cumulative effects of the decisions you make about your diet and lifestyle on the expression of your genes."

附錄

無精製糖、無麩質食譜

食譜示範　柳雅馨

安心廚房 Tips

facebook 醫師娘料理處方箋

- ☑ 盡可能使用有機食材。
- ☑ 仔細閱讀包裝食品的成分，盡可能避免不必要的添加物。
- ☑ 根據烹飪方式，選用能幫助身體抵抗發炎的油品。
  - —涼拌：初榨橄欖油、紫蘇籽油、琉璃苣油、亞麻仁油（選「已去苦味」的較好入口）等。
  - —煎、炒：苦茶油、椰子油（有椰子的清香，和蛋、菇料理很搭）等，可參見一五三頁。
- ☑ 若使用不沾鍋，請選「奈米級陶瓷塗料」，相對安全一點。
- ☑ 瓷器（尤其接觸食物的地方）盡量使用白色的，鮮豔的噴塗顏料容易有重金屬的疑慮。
- ☑ 木製食器請選用沒有上漆的。
- ☑ 使用「304」等級的不鏽鋼是最基本的。若食器沒有任何「304 stainless steel」字樣，通常就不是 304 等級的，最好避免使用。若要處理檸檬等高酸鹼食材，最好使用「316」等級，以免溶出不好的金屬物質。
- ☑ 家裡只準備健康的零嘴，如：各式水果、烘焙過的鹹香堅果、無添加物的餅乾。不買糖果、含糖飲料，讓食育從小扎根。
- ☑ 菜餚的甜味盡量由天然食材如洋蔥、南瓜、蘋果等帶出，避免使用精製糖如白砂糖、紅糖和黑糖。

早餐篇

「早餐不吃麵包、饅頭，那要吃什麼？!」這是小麥和麩質過敏患者最焦慮的怒吼。其實撇開麵粉，早餐仍然可以簡單快速、健康又美味。

杏仁煎餅

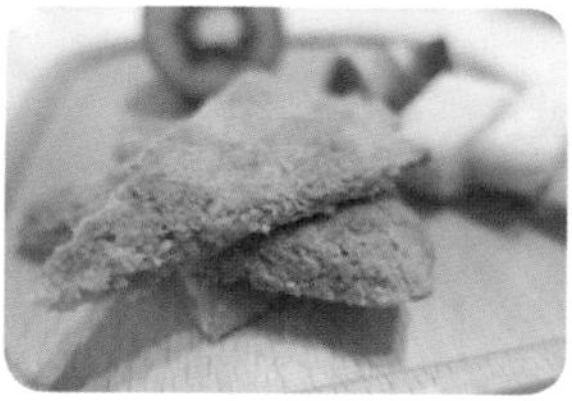

想吃現烤的烘焙食物當早餐，卻又沒時間用烤箱等上 50 分鐘時，不妨用平底鍋做杏仁煎餅，配上現切水果，就是一份營養又讓人滿足的早餐。

材料（此處使用標準 250ml 量杯）

全蛋 2 顆
椰奶 1/4 量杯
椰子油 1/4 量杯
甜菊糖 8 滴
烘焙用杏仁粉 1/2 量杯
黃金亞麻仁籽粉 1/4 量杯

做法

1. 用大碗公（或調理盆）將蛋打散。
2. 加入椰奶、椰子油和甜菊糖，拌勻。
3. 再加入杏仁粉和亞麻仁籽粉，拌勻。
4. 平底鍋均勻抹上椰子油（份量外），倒入混勻的粉糰。開小火，蓋上鍋蓋。
5. 以小火煎約 8 分鐘後，掀開蓋子，翻面。
6. 再蓋回蓋子，續煎 7 分鐘。

小叮嚀

◈ 若喜歡酥脆口感，蛋用一顆就好。

紅薏仁銀耳粥

很多人習慣早餐吃西式燕麥粥，雖然燕麥本身不含麩質，但是燕麥片的栽種環境和食品加工廠的機器，經常被麩質汙染。除非燕麥片本身標註「無麩質」（gluten-free），不然幾乎都含有麩質。下次試試看這道營養滿分的臺式紅薏仁銀耳粥吧！配上一顆不用削皮的有機蘋果，就是一份營養滿分的早餐。

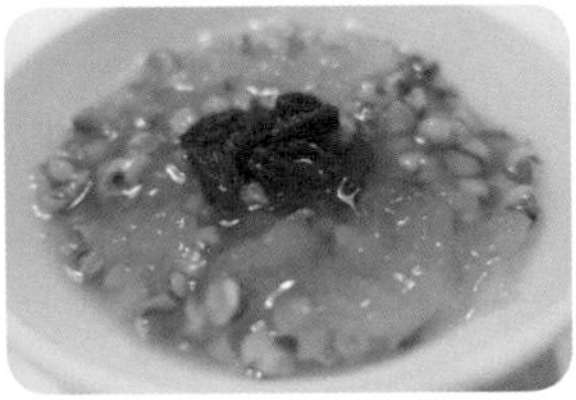

材料

鮮採有機白木耳 150 克
紅薏仁 1 米杯
原味甜菊糖 18 滴
有機枸杞 1/2 米杯

做法

1. 由於紅薏仁需要浸泡 3 小時以上才會軟爛，建議利用睡前將食材放入電鍋煮，悶煮時間至少 6 小時，隔天一早即可當作早餐，省下紅薏仁浸泡時間。
2. 鍋中放入冷水和白木耳同煮，水沸後，將白木耳用濾杓撈起。
3. 將汆燙好的白木耳和紅薏仁放入電鍋內鍋，加入過濾水淹過所有食材，擺入電鍋，外鍋 1.5 杯水蒸過夜。
4. 煮熟後，趁著熱度還在，加入甜菊糖和用冷開水洗淨的枸杞，拌勻即可享用。

小叮嚀

◈ 如果不是利用睡前製作，紅薏仁要先浸泡 3 小時，電鍋跳起後，也還要再悶 30 分鐘，紅薏仁才會軟爛。
◈ 紅薏仁即保留完整麩皮的薏仁，如同糙米，有較高的營養價值。
◈ 冷藏可保存 2 ～ 3 天，多煮了冷凍起來也很方便。
◈ 也可以在粥裡加入現成的有機豆漿或有機椰奶，換換口味。

奇亞籽布丁

奇亞籽布丁的做法非常簡單，它吃起來不像布丁，而像山粉圓，是近年歐美相當流行的健康早餐和甜品。奇亞籽的熱量低、富含膳食纖維、蛋白質、植物抗氧化劑、Omega-3 脂肪酸等多種營養素，有「奇蹟種子」的美譽。特別是其中的 Omega-3 脂肪酸，可降低體內發炎，幫助修復腸漏。

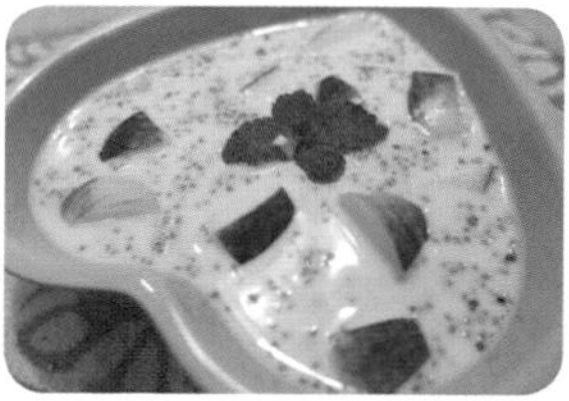

材料

有機無糖豆漿 2 米杯
有機奇亞籽 1/2 米杯
有機蘋果半顆，切丁

做法

1. 睡前將奇亞籽和蘋果丁分別倒入豆漿裡，冷藏過夜。
2. 趁早晨梳洗前，從冰箱拿出奇亞籽布丁退冰一下，讓它恢復到室溫，開動！

小叮嚀

◈ 蘋果可更換成任何自己喜歡的水果，利用水果的天然甜度，取代精製糖。
◈ 豆漿可更換成其他飲品，如杏仁奶、椰奶。

香蕉鬆餅

香蕉鬆餅外脆內溼潤，比傳統版的麵粉鬆餅更加美味。莓果類和黑巧克力都富含多酚，是很棒的抗氧化、幫助修復腸漏的食材。

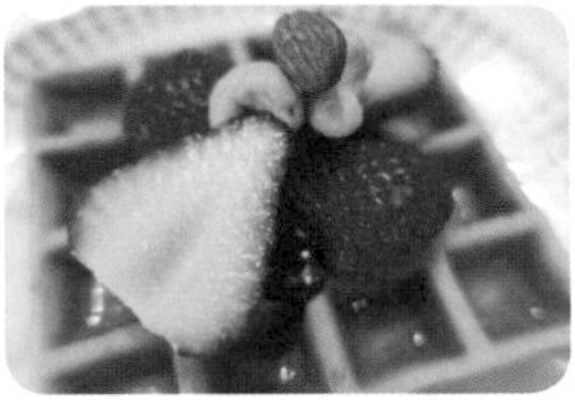

材料（此處使用標準 250ml 量杯）

有機大香蕉 1 根（或小香蕉 2 ～ 3 根）
有機椰子油 1/2 量杯
放牧雞蛋 2 個，打成蛋液
有機香草精 1 大匙
水（或椰奶）3/4 量杯
甜菊糖 5 滴
有機生糙米粉 1/4 量杯
有機椰子粉 1/2 量杯
無鋁泡打粉 1 小匙
鹽少許（約 1/8 匙）
有機 90% 黑巧克力 1 小塊
有機草莓 2 顆
蜂蜜（可不加）

做法

1. 用叉子將香蕉在調理盆裡壓成泥。
2. 將椰子油和液體材料（蛋液、香草精、水、甜菊糖）加進步驟 1，攪拌均勻。
3. 加入所有粉類（生糙米粉、椰子粉、泡打粉、鹽），再次攪拌拌勻，即成麵糊。
4. 將麵糊倒入鬆餅機，烤至上色均勻。若家中無鬆餅機，也可用不沾平底鍋煎。
5. 裝盤，利用餘熱放上黑巧克力使其融化，再擺上切片草莓、淋上蜂蜜。

小叮嚀

◈ 步驟 3 的粉類可以事先調好，裝入夾鏈袋，放冰箱冷藏可保存約兩個月，早上就可以多睡 5 分鐘！
◈ 若想變化口味，可在步驟 3 加入少許巧克力粉，做成巧克力香蕉鬆餅；或是加入少許辣木葉粉（moringa powder），味道近似抹茶。
◈ 若想製作純米鬆餅，材料為：有機大香蕉 1 根、雞蛋 2 顆、有機 7% 椰奶 1/2 杯、有機生糙米粉 1 杯、泡打粉 1 小匙。有機香草精 1 大匙（可不加）、甜菊糖 5 滴（可不加）。想使表皮酥脆可加入有機椰子油 1 大匙。

椰奶南瓜燕麥粥

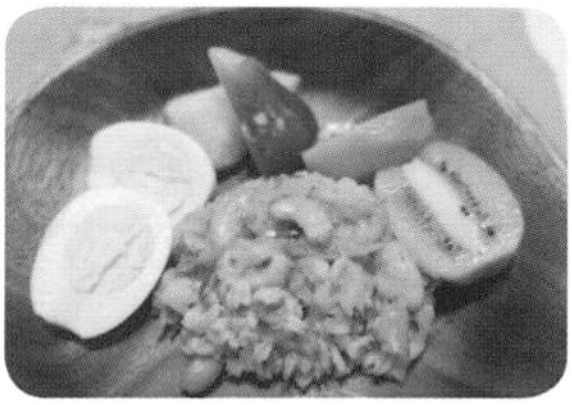

南瓜富含 β - 胡蘿蔔素，但需要油脂來幫助釋放其內含的營養素，人體才容易吸收，所以用椰奶來烹煮再適合不過。取南瓜自然的甜味，也可以省掉精製糖的使用。

材料

無麩質粗燕麥 1 米杯
有機腰果（未經烘焙）1/2 米杯
有機南瓜籤 1 米杯
有機 7% 椰奶 2 米杯

做法

1. 睡前將全部材料放入電鍋內鍋，外鍋 1 杯水。
2. 按下開關，隔天早上就有現成早餐可以吃！省時又方便。

小叮嚀

◈ 也可以用無麩質的即食燕麥片，端視個人喜好。食譜裡使用的粗燕麥片比較有嚼勁，雖然烹煮時間長一點，但因為睡前就放進電鍋，並不影響便利性。
◈ 無麩質粗燕麥（Gluten Free Steel Cut Oats）可在 iHerb 網站購得。
◈ 喜歡比較多水分的話，煮好後可以加入無糖豆漿或杏仁奶。

做法

1. 梅花肉洗淨切塊，氽燙去血水，備用。
2. 大陶鍋裡放入椰子油，炒香兩種洋蔥丁和紅蘿蔔塊。
3. 加入咖哩粉以小火一同拌炒，免得咖哩燒焦。炒出香氣後，嗆入醬油和紅葡萄酒。
4. 隨即加入備妥的豬肉、番茄、兩種菇、馬鈴薯泥、鹽，加水 3 米杯，淹至約食材九分滿（食材會出水，水不要一次加太多）。
5. 用大火煮滾後，先試一下味道，看需不需要調整。再加蓋以小火燉煮 30 分鐘（期間要不時攪拌一下，避免澱粉焦在鍋底）。關火後，續悶至少 30 分鐘。

小叮嚀

◈ 薑黃要有油脂才能釋放其內含的營養素。如果單煮薑黃飯，可加入耐高溫的好油（如椰子油）一同烹煮。

◈ 一般咖哩都是用麵粉增加黏稠度，其實用帶皮的馬鈴薯泥替代，口味也很好。麵粉裡的麩質對某些人容易導致敏感反應和慢性發炎，要是有麵粉的替代品，建議盡量避開。

◈ 喜歡偏甜咖哩的人，可以磨入一顆有機蘋果泥。

◈ 咖哩可搭配糙米飯，只要用壓力電子鍋煮，就能煮出軟 Q 的口感。

◈ 富含麩醯胺酸的甜菜根很適合做為咖哩糙米飯的配菜。

【香煎甜菜根・建議做法】新鮮甜菜根去皮切成片狀（厚度約 1.5 公分），平底鍋倒入些許苦茶油（或椰子油），放入甜菜根片，再均勻灑上鹽巴和白胡椒粉，加蓋，兩面中小火各煎 4 分鐘，就是一道完全不會有土味的佳餚了。

修復腸漏、抗氧化的明星食材

薑黃、大骨湯、甜菜根和巴西里都是能幫助修復腸漏的食物，但許多人可能不知道該如何烹調，接下來提供幾道簡單的食譜。只要慎選食材來源，再加上簡單的調味，它們統統都會是餐桌上的佳餚！

薑黃——咖哩

香噴噴的咖哩粉通常由數十種辛香料組成，薑黃即是其中不可或缺的要角。薑黃裡的薑黃素含有豐富的多酚類，是抗發炎、幫助腸道健康的重要營養素。

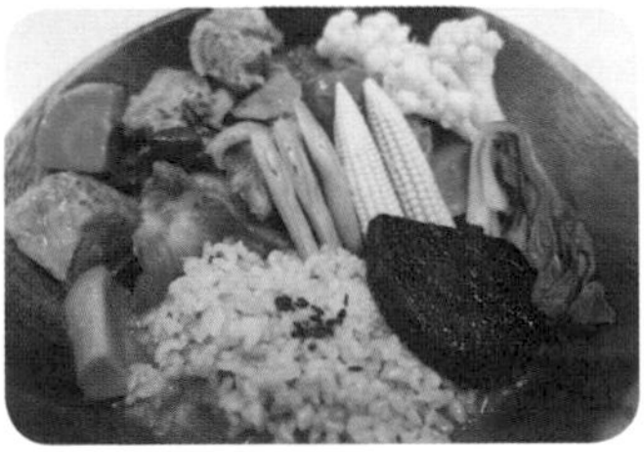

材料（5～6 人份）

梅花肉 1.5 斤
椰子油 2 大匙
黃洋蔥，大的 1 顆，切大丁
紅洋蔥，小的 1 顆，切大丁
紅蘿蔔 1 條，切滾刀塊
有機咖哩粉 20 克
醬油 4 大匙
紅葡萄酒 2 大匙
牛番茄，大的 4 顆，切塊
黑美人菇 200 克
杏鮑菇 200 克，切片
馬鈴薯，大的 1 顆，洗淨後帶皮磨泥
鹽 1/4 小匙

大骨湯

小提醒

- ◈ 加醋熬大骨湯，能幫助骨頭裡的礦物質釋放出來。
- ◈ 建議選擇草飼、放牧、不打藥的牛骨，比較營養和安全。
- ◈ 若想單喝大骨湯，除了上述材料，可再加入有甜味、具香氣的耐煮蔬菜如紅蘿蔔、白蘿蔔、洋蔥、西洋芹等一起燉煮。熬好後，濾掉骨頭和蔬菜，整鍋靜置冷卻，再放入冰箱冷藏 4 小時，並撈除浮在上頭的油脂，即可將已成膠狀的大骨湯分裝保存。冷藏可保存4天，冷凍 1 個月。想喝時只要加熱，就是一碗清甜的大骨湯。

藜麥吻仔魚蔬菜粥

材料（4 人份）

苦茶油 1 大匙
有機洋蔥 1 顆，切丁
有機紅蘿蔔 1 條，刨絲
有機白米 1/2 米杯
有機藜麥 1 米杯
大骨湯 4 米杯
有機黑美人菇 200 克
吻仔魚 300 克
有機蔥 1 根，切蔥花
海帶芽，用熱水泡軟

做法

1. 苦茶油放入大陶鍋（或鑄鐵鍋），炒香洋蔥丁、紅蘿蔔絲，再把洗淨的米和藜麥加入一同拌炒。
2. 炒勻後，加入大骨湯，再放入菇和吻仔魚，攪拌均勻，避免米粒焦在鍋底。（此時可試試味道，看需不需要調味，因為很多吻仔魚已經帶有鹹味。）
3. 整鍋煮滾後，加蓋轉成小火，燜煮 5 分鐘後，掀蓋攪動一下。
4. 再次蓋上蓋子續煮 10 分鐘，關火，（勿開蓋）續悶 20 分鐘。
5. 裝盤，灑上蔥花和海帶芽提味、裝飾。

小提醒

- ◈ 粥不要煮得太稀，口感近似燉飯，帶便當比較方便。

大骨湯——
藜麥吻仔魚蔬菜粥

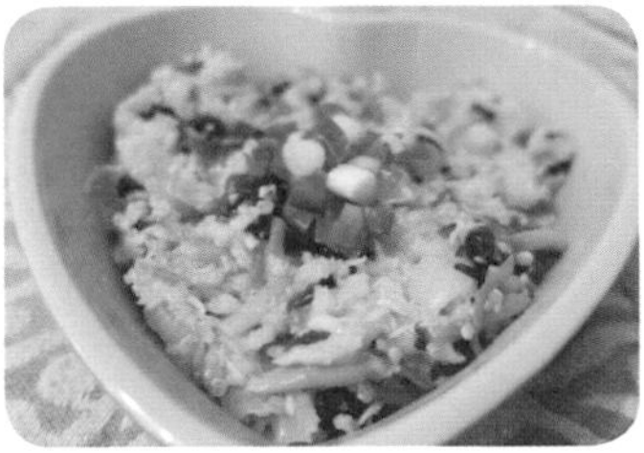

大骨湯富含各種胺基酸，包括麩醯胺酸，可幫助修復腸漏。

若用大骨湯當湯底煮成粥，只要預先煮好，下班後用電鍋加熱，再隨手燙個綠色葉菜，就是一頓美味又營養的晚餐！在這道簡易的一鍋料理中，藜麥不含麩質，且含有高蛋白質，是營養價值很高的全穀類，只是口感比較「粒」，加點白米增加黏稠度會讓粥比較好吃。

大骨湯

材料（4人份）

草飼牛大骨 1 公斤
薑 2 片
白醋（或水果醋）1 大匙
米酒 1 大匙

做法

1. 大骨汆燙後沖淨，連同薑片、醋、米酒放入電鍋內鍋，加水淹過食材（水比食材略高出 5 公分）。
2. 外鍋放 2 杯水，燉煮至少 12 小時（2 杯水煮畢後若時間未到，可再按下烹煮鍵 1 ～ 2 次，每次外鍋再加 1 杯水）。
3. 用濾網過濾雜質，即成大骨湯。熬好的大骨湯冷卻後可製成冰塊保存，做蒸蛋或入菜都很方便。

酪梨——酪梨沙拉

在臺灣人的飲食中，酪梨是極度被忽略的好食材。很多人不敢單吃酪梨，試試看這道開胃爽口又易做的沙拉吧。夏日涼涼吃，保證你愛上它！

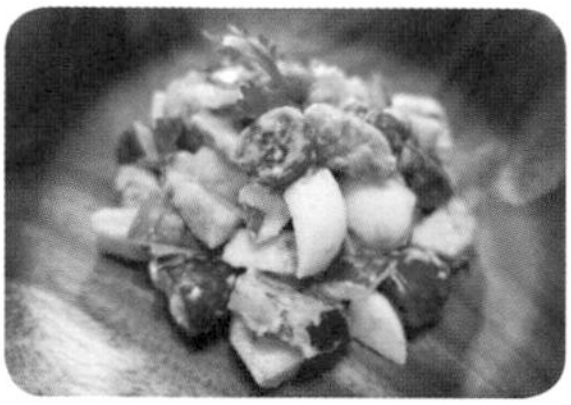

材料

酪梨 1 顆
水煮蛋 2 顆
紅洋蔥，小的 1 顆
玉女小番茄 15 顆
香菜 2 小把
檸檬 1/2 顆
鹽 1/2 小匙
冷壓初榨橄欖油 1 大匙

做法

1. 將酪梨、水煮蛋、紅洋蔥切小丁。小番茄對切。
2. 香菜摘去粗梗，把細梗連同葉子切成粗末。
3. 檸檬榨汁。
4. 把以上所有材料，連同鹽、橄欖油，拌一拌，冷藏。（如果喜歡重口味，可再加點現磨黑胡椒粒）

小叮嚀

◈ 香菜除了增加沙拉的香氣，更重要的是能幫助排除體內的重金屬。
◈ 沙拉除了單吃，當成三明治內餡也很適合。
◈ 這道酪梨沙拉若再搭配上抗氧化花青素雙星：冰鎮紫地瓜和紫高麗菜苗、只簡單用鹽巴和黑胡椒調味的香煎杏鮑菇，就是一道看起來「很會」的夏日輕食，端上桌，面子十足！

巴西里——巴西里青醬

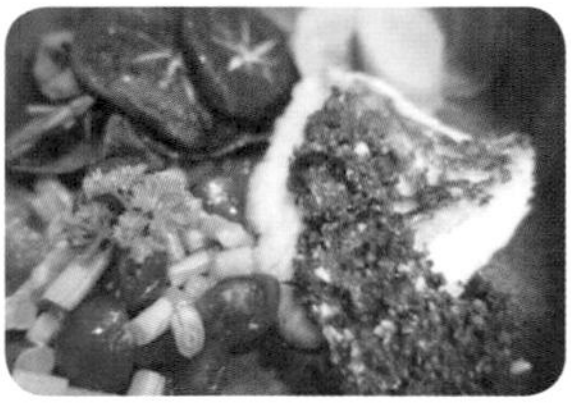

巴西里（Parsley）又稱歐芹，富含麩醯胺酸，可用來取代羅勒，做出適合拌義大利麵、佐肉排的青醬。

材料

巴西里葉 70 克，去梗
橄欖油 2 大匙
大蒜 5 瓣
鹽 1/2 小匙
紅酒醋 1 小匙
已烘焙的腰果 1/2 杯

做法

1. 將巴西里葉洗淨後，盡量瀝掉水分，摘取葉子。
2. 將所有材料放進食物調理機，打碎。（若喜歡保留堅果的口感，堅果可以晚點再加。）

小叮嚀

◈ 青醬若沒一次用完，可放入密封罐冷藏保存 2 天。

◈ 青醬用途廣泛，比如當作香煎青衣魚（富含 Omega-3）的佐醬。再配上涼拌四季豆小番茄沙拉，就是一份爽口好吃的輕食。
【涼拌四季豆小番茄沙拉．建議做法】寬盤內裝入整根四季豆，豆子盡量不要重疊，電鍋外鍋放 1/4 杯水蒸 7 ～ 8 分鐘，蒸完再切，就是清甜脆口的四季豆，比水煮的還能保留豆子的甜分。然後加入對切的小番茄，用琉璃苣油（富含 γ- 次亞麻油酸，有多種抗發炎的功效）拌一拌，加點鹽，完成。

做法

1. 烤箱預熱至 175℃。
2. 將檸檬汁、蛋、奶油、甜菊糖倒入大碗，用打蛋器攪拌均勻。
3. 取另一大碗，倒入所有的粉類（杏仁粉、椰子粉、洋車前子粉、亞麻仁籽粉、泡打粉）和鹽巴，混合均勻。
4. 將步驟 3 倒入步驟 2，用刮刀拌勻。
5. 拌入蔓越莓乾和南瓜子。
6. 將拌勻的材料倒入鋪好烘焙紙的烤盤裡，以 175℃、上下火均開，烤 45 ～ 55 分鐘。牙籤插入沒有沾黏，即可出爐。

小叮嚀

◈ 這類「quick bread」只要備妥材料，製作時間超短，不用揉麵團也不用等發酵，非常便利。烤好的麵包過夜放涼，隔天就有現成的早餐可以享用。

◈ 甜菊糖是從天然草本植物甜菊萃取而來，甜度大約是蔗糖的 300 倍，卻是低 GI 值，而且熱量非常低，是想吃甜的人的健康選擇。要注意不要加太多，不然會出現甘草味。

◈ 杏仁粉在一般烘焙材料坊都有賣。

◈ 有機椰子粉（organic coconut flour）、甜菊糖（stevia liquid sweetener）可在 iHerb 網站購得。

◈ 油醋的紫蘇籽油也可替換成亞麻仁籽油，但要記得買「去苦味」的，才不會影響口感。

紫蘇籽油——無麩質麵包佐油醋

紫蘇籽油、亞麻仁籽油、奇亞籽是素食者 Omega-3 多元不飽和脂肪酸的最佳來源。紫蘇籽油在三者裡，Omega-3 含量更是略勝一籌。然而，油直接用喝的，對一般人來說不易入口，但只要自己製作無麩質麵包，再把好油當成麵包沾醬，就可輕鬆解決這個困擾。如果還是不喜歡麵包配油的口感，可在油裡加入些許有機紅酒醋，再依個人口味加入少許鹽巴，作成油醋，幫麵包沾醬換換口味。

這款無麵粉、無精製糖的偽麵包，本身就是低 GI，就連代謝症候群患者都可以安心享用。

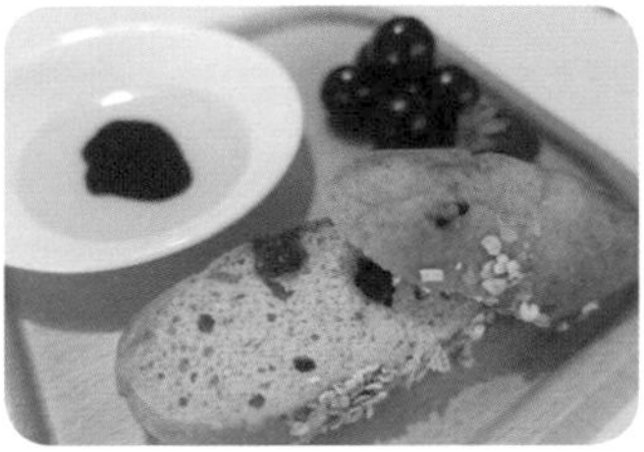

材料（此處使用標準 250ml 量杯）

檸檬汁 1 大匙
全蛋 6 顆
奶油 60 克，隔水加熱至融化
甜菊糖 16 滴
杏仁粉 3/4 杯
有機椰子粉 2 大匙
有機洋車前子粉 2 大匙
黃金亞麻仁籽粉 2 大匙
無鋁泡打粉 1 小匙
鹽 1/4 小匙
蔓越莓乾 1/2 量杯（可不加）
南瓜子 1/2 量杯（可不加）

味噌——鮭魚味噌湯

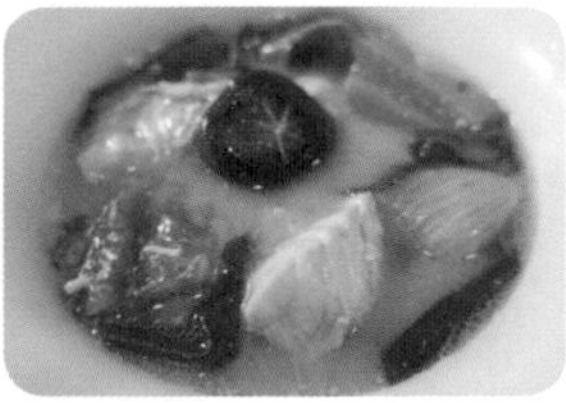

味噌是黃豆發酵後的調味料，在發酵過程中會產生益生菌，是舉世公認的健康食材，甚至被認為和日本人的長壽有關。味噌湯好喝又容易煮，幾乎零失敗。若有一鍋五彩的味噌湯，富含維生素、蛋白質、好油脂，再佐以糙米麵或糙米飯，就是快速又美味的一餐了。但要注意的是，你煮的味噌湯，營養還在嗎？

材料

鮭魚頭半個
紅蘿蔔，小的 1 條
牛番茄 1 ～ 2 個
鮮香菇 6 朵
洋蔥 1 個，對切
薑片 1 片
米酒 1 大匙
海帶芽 1/4 杯
黑葉白菜隨意
有機味噌 1 大匙

做法

1. 將鮭魚頭（骨頭部分）、紅蘿蔔、番茄、菇、半顆切大塊的洋蔥，以及薑片和米酒一起放入鍋中，熬煮至少 30 分鐘。
2. 將海帶芽、鮭魚肉、剩下半顆切小塊的洋蔥加入鍋中，煮 3 分鐘。
3. 關火前最後 30 秒加入綠色葉菜。熄火！
4. 等湯稍微降溫後，舀一些湯在小碗裡以拌勻味噌，再一起倒入大鍋攪拌均勻。

小叮嚀

◈ 益生菌怕高溫，一定要先熄火再拌入味噌。若讓味噌一直處於沸騰狀態，煮出來的湯只剩味道，喪失了味噌裡重要的營養——益生菌。
◈ 買不到鮭魚骨的話，可用豬支骨熬煮，增加湯的甜度。
◈ 如果怕散在湯裡的小魚骨影響口感，可以用魚骨、薑片和米酒先熬湯，將骨頭撈起後，再加入其他熬湯食材（紅蘿蔔、番茄、菇、半顆洋蔥）。
◈ 鮭魚肉熬太久會散、會變硬，快煮 3 分鐘就好。
◈ 保留半顆洋蔥最後再加可保留口感，也較能保留營養。

參考資料及文獻

1. Brandt LJ. American Journal of Gastroenterology Lecture: Intestinal Microbiota and the Role of Fecal Microbiota Transplant (FMT) in Treatment of C. difficile Infection. *Am J Gastroenterol*. 2013;108(2):177-185. doi:10.1038/ajg.2012.450.
2. Bischoff SC. "Gut health": a new objective in medicine? *BMC Med*. 2011;9(1):24. doi:10.1186/1741-7015-9-24.
3. Helander HF, Fändriks L. Surface area of the digestive tract – revisited. *Scand J Gastroenterol*. 2014;49(6):681-689. doi:10.3109/00365521.2014.898326.
4. Boer D, Boer D, Kingdom U, Pps T. The gut is still the biggest lymphoid organ in the body. *Mucosal Immunol*. 2008;1:246-247.
5. Furness JB, Kunze WA, Clerc N. Nutrient tasting and signaling mechanisms in the gut. II. The intestine as a sensory organ: neural, endocrine, and immune responses. *Am J Physiol*. 1999;277(5 Pt 1):G922-8.
6. De Santis S, Cavalcanti E, Mastronardi M, Jirillo E, Chieppa M. Nutritional Keys for Intestinal Barrier Modulation. *Front Immunol*. 2015;6(DEC). doi:10.3389/fimmu.2015.00612.
7. Ahlman H, Nilsson O. The gut as the largest endocrine organ in the body. *Ann Oncol*. 2001;12(suppl 2):S63-S68. doi:10.1093/annonc/12.suppl_2.S63.
8. Yano JM, Yu K, Donaldson GP, et al. Indigenous Bacteria from the Gut Microbiota Regulate Host Serotonin Biosynthesis. *Cell*. 2015;161(2):264-276. doi:10.1016/j.cell.2015.02.047.

9. Pase MP, Himali JJ, Beiser AS, et al. Sugar- and Artificially Sweetened Beverages and the Risks of Incident Stroke and Dementia. *Stroke*. 2017;48(5):1139-1146. doi:10.1161/STROKEAHA.116.016027.
10. Clarke G, Stilling RM, Kennedy PJ, Stanton C, Cryan JF, Dinan TG. Minireview: Gut Microbiota: The Neglected Endocrine Organ. *Mol Endocrinol*. 2014;28(8):1221-1238. doi:10.1210/me.2014-1108.
11. Roediger WE, Babidge W. Human colonocyte detoxification. *Gut*. 1997;41(6):731-734. http://www.ncbi.nlm.nih.gov/pubmed/9462203.
12. Lebouvier T, Chaumette T, Paillusson S, et al. The second brain and Parkinson's disease. *Eur J Neurosci*. 2009;30(5):735-741. doi:10.1111/j.1460-9568.2009.06873.x.
13. Epstein FH, Goyal RK, Hirano I. The Enteric Nervous System. *N Engl J Med*. 1996;334(17):1106-1115. doi:10.1056/NEJM199604253341707.
14. Hsiao EY, McBride SW, Hsien S, et al. Microbiota Modulate Behavioral and Physiological Abnormalities Associated with Neurodevelopmental Disorders. *Cell*. 2013;155(7):1451-1463. doi:10.1016/j.cell.2013.11.024.
15. Kelly JR, Kennedy PJ, Cryan JF, Dinan TG, Clarke G, Hyland NP. Breaking down the barriers: the gut microbiome, intestinal permeability and stress-related psychiatric disorders. *Front Cell Neurosci*. 2015;9(October):392. doi:10.3389/fncel.2015.00392.
16. Foster JA, McVey Neufeld K-A. Gut–brain axis: how the microbiome influences anxiety and depression. *Trends Neurosci*. 2013;36(5):305-312. doi:10.1016/j.tins.2013.01.005.
17. Mayer EA. Gut feelings: the emerging biology of gut–brain communication. *Nat Rev Neurosci*. 2011;12(8):453-466. doi:10.1038/nrn3071.
18. Fasano A. Leaky Gut and Autoimmune Diseases. *Clin Rev Allergy Immunol*. 2012;42(1):71-78. doi:10.1007/

s12016-011-8291-x.

19. SANTINI R, PEREZ-SANTIAGO E, MARTINEZ-DE JESUS J, BUTTERWORTH CE. Evidence of increased intestinal absorption of molecular sucrose in sprue. *Am J Dig Dis*. 1957;2(11):663-668. http://www.ncbi.nlm.nih.gov/pubmed/13469773.
20. Bjarnason I, Ward K, Peters TJ. the Leaky Gut of Alcoholism: Possible Route of Entry for Toxic Compounds. *Lancet*. 1984;323(8370):179-182. doi:10.1016/S0140-6736(84)92109-3.
21. Fasano A, Not T, Wang W, et al. Zonulin, a newly discovered modulator of intestinal permeability, and its expression in coeliac disease. *Lancet*. 2000;355(9214):1518-1519. doi:10.1016/S0140-6736(00)02169-3.
22. Time.com. You Asked: Is Leaky Gut Syndrome a Real Thing? https://goo.gl/Pi5EyF.
23. Kong J, Zhang Z, Musch MW, et al. Novel role of the vitamin D receptor in maintaining the integrity of the intestinal mucosal barrier. *AJP Gastrointest Liver Physiol*. 2007;294(1):G208-G216. doi:10.1152/ajpgi.00398.2007.
24. Fritscher-Ravens A, Schuppan D, Ellrichmann M, et al. Confocal Endomicroscopy Shows Food-Associated Changes in the Intestinal Mucosa of Patients With Irritable Bowel Syndrome. *Gastroenterology*. 2014;147(5):1012-1020.e4. doi:10.1053/j.gastro.2014.07.046.
25. Wallace MB, Vazquez-Roque M, Bojarski C, Schulzke J-D. Imaging the Leaky Gut. *Gastroenterology*. 2014;147(5):952-954. doi:10.1053/j.gastro.2014.09.027.
26. Smith LB, Lynch KF, Kurppa K, et al. Psychological Manifestations of Celiac Disease Autoimmunity in Young Children. *Pediatrics*. 2017;139(3):e20162848. doi:10.1542/peds.2016-2848.
27. Fasano A. Celiac Disease, Gut-Brain Axis, and Behavior: Cause, Consequence, or Merely Epiphenomenon? *Pediatrics*. 2017;139(3):e20164323. doi:10.1542/peds.2016-4323.

28. Fasano A. Surprises from celiac disease. *Sci Am*. 2009;301(2):54-61. http://www.ncbi.nlm.nih.gov/pubmed/19634568.
29. Arrieta MC. Alterations in intestinal permeability. *Gut*. 2006;55(10):1512-1520. doi:10.1136/gut.2005.085373.
30. World Health Organization. Noncommunicable diseases. WHO. https://goo.gl/QYzDdI. Published 2016.
31. 衛生福利部，「二〇一五年國人死因統計結果」，中華民國衛生福利部，https://goo.gl/JwpY82。二〇一六年。
32. Minihane AM, Vinoy S, Russell WR, et al. Low-grade inflammation, diet composition and health: current research evidence and its translation. *Br J Nutr*. 2015;114(7):999-1012. doi:10.1017/S0007114515002093.
33. Grivennikov SI, Greten FR, Karin M. Immunity, Inflammation, and Cancer. *Cell*. 2010;140(6):883-899. doi:10.1016/j.cell.2010.01.025.
34. AppleDaily，「代謝症候群是啥？國人理解霧煞煞」，https://goo.gl/gyzwpG。二〇一七年一月五日。
35. 衛生福利部中央健康保險署，「認識成人預防保健之重要性」，衛生福利部中央健康保險署，https://goo.gl/iovYjN。二〇一四年。
36. McKinsey Global Institute. How the world could better fight obesity. https://goo.gl/wTrTqE. Published 2014.
37. 國民健康署，「臺灣肥胖的情形嚴重嗎？」，國民健康署，doi:https://goo.gl/2c22Yo。二〇一四年。
38. Centers for Disease Control and Prevention. Health Effects of Childhood Obesity. https://goo.gl/HXlOaE.
39. Heshmat R, Larijani FA, Pourabbasi A, Pourabbasi A. Do overweight students have lower academic performance than their classmates? A pilot cross sectional study in a middle school in Tehran. *J Diabetes Metab Disord*. 2014;13(1):87. doi:10.1186/s40200-014-0087-0.
40. Hung S-P, Chen C-Y, Guo F-R, Chang C-I, Jan C-F. Combine body mass index and body fat percentage measures

to improve the accuracy of obesity screening in young adults. *Obes Res Clin Pract*. 2017;11(1):11-18. doi:10.1016/j.orcp.2016.02.005.

41. Than NN, Newsome PN. A concise review of non-alcoholic fatty liver disease. *Atherosclerosis*. 2015;239(1):192-202. doi:10.1016/j.atherosclerosis.2015.01.001.
42. Farrell GC, Wong VW-S, Chitturi S. NAFLD in Asia—as common and important as in the West. *Nat Rev Gastroenterol Hepatol*. 2013;10(5):307-318. doi:10.1038/nrgastro.2013.34.
43. 衛生福利部疾病管制署，「全民保肝護肝，不做肝苦人」，https://goo.gl/FZcfdU。二〇一四年。
44. Exercise improves non-alcoholic fatty liver disease, new study indicates. ScienceDaily. https://goo.gl/jy9qJK. Published 2015.
45. Compare D, Coccoli P, Rocco A, et al. Gut–liver axis: The impact of gut microbiota on non alcoholic fatty liver disease. *Nutr Metab Cardiovasc Dis*. 2012;22(6):471-476. doi:10.1016/j.numecd.2012.02.007.
46. Damms-Machado A, Louis S, Schnitzer A, et al. Gut permeability is related to body weight, fatty liver disease, and insulin resistance in obese individuals undergoing weight reduction. *Am J Clin Nutr*. 2017;105(1):127-135. doi:10.3945/ajcn.116.131110.
47. Guo S, Al-Sadi R, Said HM, Ma TY. Lipopolysaccharide Causes an Increase in Intestinal Tight Junction Permeability in Vitro and in Vivo by Inducing Enterocyte Membrane Expression and Localization of TLR-4 and CD14. *Am J Pathol*. 2013;182(2):375-387. doi:10.1016/j.ajpath.2012.10.014.
48. Johnson AMF, Olefsky JM. The Origins and Drivers of Insulin Resistance. *Cell*. 2013;152(4):673-684. doi:10.1016/j.cell.2013.01.041.
49. Lassenius MI, Pietiläinen KH, Kaartinen K, et al. Bacterial Endotoxin Activity in Human Serum Is Associated With

Dyslipidemia, Insulin Resistance, Obesity, and Chronic Inflammation. *Diabetes Care*. 2011;34(8):1809-1815. doi:10.2337/dc10-2197.

50. Gummesson A, Carlsson LMS, Storlien LH, et al. Intestinal Permeability Is Associated With Visceral Adiposity in Healthy Women. *Obesity*. 2011;19(11):2280-2282. doi:10.1038/oby.2011.251.

51. Fasano A. Zonulin, regulation of tight junctions, and autoimmune diseases. *Ann N Y Acad Sci*. 2012;1258(1):25-33. doi:10.1111/j.1749-6632.2012.06538.x.

52. Moreno-Navarrete JM, Sabater M, Ortega F, Ricart W, Fernández-Real JM. Circulating Zonulin, a Marker of Intestinal Permeability, Is Increased in Association with Obesity-Associated Insulin Resistance. Federici M, ed. *PLoS One*. 2012;7(5):e37160. doi:10.1371/journal.pone.0037160.

53. Miele L, Valenza V, La Torre G, et al. Increased intestinal permeability and tight junction alterations in nonalcoholic fatty liver disease. *Hepatology*. 2009;49(6):1877-1887. doi:10.1002/hep.22848.

54. Pacifico L. Increased circulating zonulin in children with biopsy-proven nonalcoholic fatty liver disease. *World J Gastroenterol*. 2014;20(45):17107. doi:10.3748/wjg.v20.i45.17107.

55. 《天下雜誌》，〈自體免疫系統為何與你為敵?〉，https://goo.gl/3O7C9y。二〇一六年。

56. 衛生福利部中央健康保險署，「你不可不知的醫療常識，重大傷病卡權益停看聽」，https://goo.gl/qwOrtE。二〇一一年。

57. AARDA. Autoimmune Disease in Women. American Autoimmune Related Diseases Association. https://goo.gl/31SY0M.

58. Ciccia F, Guggino G, Rizzo A, et al. Dysbiosis and zonulin upregulation alter gut epithelial and vascular barriers in patients with ankylosing spondylitis. *Ann Rheum Dis*. January 2017:annrheumdis-2016-210000. doi:10.1136/

annrheumdis-2016-210000.

59. Fasano A. Intestinal Permeability and Its Regulation by Zonulin: Diagnostic and Therapeutic Implications. *Clin Gastroenterol Hepatol*. 2012;10(10):1096-1100. doi:10.1016/j.cgh.2012.08.012.

60. Sapone A, de Magistris L, Pietzak M, et al. Zonulin Upregulation Is Associated With Increased Gut Permeability in Subjects With Type 1 Diabetes and Their Relatives. *Diabetes*. 2006;55(5):1443-1449. doi:10.2337/db05-1593.

61. International Diabetes Federation. Diabetes in Taiwan. http://www.idf.org/membership/wp/taiwan.

62. 衛生福利部，「二〇一六年世界糖尿病日呼籲重視糖尿病視網膜病變問題　拒絕糖尿病四壞球，擊出血糖平飛全壘打」，https://goo.gl/q1QC9m。二〇一六年。

63. 衛生福利部國民健康署，「『腎』利人生，謹『腎』照顧：臺灣洗腎發生率高居世界前幾名」，https://goo.gl/Qfemm4。

64. 《天下雜誌》，〈糖尿病年輕化，每小時奪走一命〉，https://goo.gl/JhEFrx。

65. Li X, Atkinson MA. The role for gut permeability in the pathogenesis of type 1 diabetes - a solid or leaky concept? *Pediatr Diabetes*. 2015;16(7):485-492. doi:10.1111/pedi.12305.

66. Bosi E, Molteni L, Radaelli MG, et al. Increased intestinal permeability precedes clinical onset of type 1 diabetes. *Diabetologia*. 2006;49(12):2824-2827. doi:10.1007/s00125-006-0465-3.

67. Murri M, Leiva I, Gomez-Zumaquero JM, et al. Gut microbiota in children with type 1 diabetes differs from that in healthy children: a case-control study. *BMC Med*. 2013;11(1):46. doi:10.1186/1741-7015-11-46.

68. Vaarala O, Atkinson MA, Neu J. The “Perfect Storm” for Type 1 Diabetes: The Complex Interplay Between Intestinal Microbiota, Gut Permeability, and Mucosal Immunity. *Diabetes*. 2008;57(10):2555-2562. doi:10.2337/db08-0331.

69. de Kort S, Keszthelyi D, Masclee AAM. Leaky gut and diabetes mellitus: what is the link? *Obes Rev*. 2011;12(6):449-458. doi:10.1111/j.1467-789X.2010.00845.x.
70. Krishnan B. Gastrointestinal complications of diabetes mellitus. *World J Diabetes*. 2013;4(3):51. doi:10.4239/wjd.v4.i3.51.
71. Qin J, Li R, Raes J, et al. A human gut microbial gene catalogue established by metagenomic sequencing. *Nature*. 2010;464(7285):59-65. doi:10.1038/nature08821.
72. Diamant M, Blaak EE, de Vos WM. Do nutrient-gut-microbiota interactions play a role in human obesity, insulin resistance and type 2 diabetes? *Obes Rev*. 2011;12(4):272-281. doi:10.1111/j.1467-789X.2010.00797.x.
73. He C, Shan Y, Song W. Targeting gut microbiota as a possible therapy for diabetes. *Nutr Res*. 2015;35(5):361-367. doi:10.1016/j.nutres.2015.03.002.
74. Muscogiuri G, Balercia G, Barrea L, et al. Gut: a key player in the pathogenesis of type 2 diabetes? *Crit Rev Food Sci Nutr*. 2016;8398(March 2017):00-00. doi:10.1080/10408398.2016.1252712.
75. 衛生福利部臺中醫院，「擾人的胃腸功能障礙—大腸激躁症」，https://goo.gl/cpI3Rd。二〇一六年。
76. 衛生福利部國民健康署，「惱人的大腸激躁症」，https://goo.gl/I8DqS7。
77. Piche T. Tight junctions and IBS - the link between epithelial permeability, low-grade inflammation, and symptom generation? *Neurogastroenterol Motil*. 2014;26(3):296-302. doi:10.1111/nmo.12315.
78. Kennedy PJ. Irritable bowel syndrome: A microbiome-gut-brain axis disorder? *World J Gastroenterol*. 2014;20(39):14105. doi:10.3748/wjg.v20.i39.14105.
79. Yu W, Freeland DMH, Nadeau KC. Food allergy: immune mechanisms, diagnosis and immunotherapy. *Nat Rev Immunol*. 2016;16(12):751-765. doi:10.1038/nri.2016.111.

80. Heyman M. Gut barrier dysfunction in food allergy. *Eur J Gastroenterol Hepatol*. 2005;17(12):1279-1285. http://www.ncbi.nlm.nih.gov/pubmed/16292078.

81. Suzuki T. Regulation of intestinal epithelial permeability by tight junctions. *Cell Mol Life Sci*. 2013;70(4):631-659. doi:10.1007/s00018-012-1070-x.

82. Chinthrajah RS, Hernandez JD, Boyd SD, Galli SJ, Nadeau KC. Molecular and cellular mechanisms of food allergy and food tolerance. *J Allergy Clin Immunol*. 2016;137(4):984-997. doi:10.1016/j.jaci.2016.02.004.

83. Järvinen KM, Konstantinou GN, Pilapil M, et al. Intestinal permeability in children with food allergy on specific elimination diets. *Pediatr Allergy Immunol*. 2013;24(6):589-595. doi:10.1111/pai.12106.

84. Wesemann DR, Nagler CR. The Microbiome, Timing, and Barrier Function in the Context of Allergic Disease. *Immunity*. 2016;44(4):728-738. doi:10.1016/j.immuni.2016.02.002.

85. Perrier C, Corthésy B. Gut permeability and food allergies. *Clin Exp Allergy*. 2011;41(1):20-28. doi:10.1111/j.1365-2222.2010.03639.x.

86. Sonika U, Goswami P, Thakur B, et al. Mechanism of Increased Intestinal Permeability in Acute Pancreatitis. *J Clin Gastroenterol*. 2017;51(5):461-466. doi:10.1097/MCG.0000000000000612.

87. Anders H-J, Andersen K, Stecher B. The intestinal microbiota, a leaky gut, and abnormal immunity in kidney disease. *Kidney Int*. 2013;83(6):1010-1016. doi:10.1038/ki.2012.440.

88. Sabatino A, Regolisti G, Brusasco I, Cabassi A, Morabito S, Fiaccadori E. Alterations of intestinal barrier and microbiota in chronic kidney disease. *Nephrol Dial Transplant*. 2015;30(6):924-933. doi:10.1093/ndt/gfu287.

89. Bischoff SC, Barbara G, Buurman W, et al. Intestinal permeability – a new target for disease prevention and therapy. *BMC Gastroenterol*. 2014;14(1):189. doi:10.1186/s12876-014-0189-7.

90. Huang Y, Cai X, Mai W, Li M, Hu Y. Association between prediabetes and risk of cardiovascular disease and all cause mortality: systematic review and meta-analysis. *BMJ*. November 2016:i5953. doi:10.1136/bmj.i5953.

91. Harris MI, Klein R, Welborn TA, Knuiman MW. Onset of NIDDM occurs at Least 4-7 yr Before Clinical Diagnosis. *Diabetes Care*. 1992;15(7):815-819. doi:10.2337/diacare.15.7.815.

92. Ramlo-Halsted BA, Edelman S V. The natural history of type 2 diabetes. Implications for clinical practice. *Prim Care*. 1999;26(4):771-789. http://www.ncbi.nlm.nih.gov/pubmed/10523459.

93. Ananthakrishnan AN. Environmental Risk Factors for Inflammatory Bowel Diseases: A Review. *Dig Dis Sci*. 2015;60(2):290-298. doi:10.1007/s10620-014-3350-9.

94. Lerner A, Matthias T. Changes in intestinal tight junction permeability associated with industrial food additives explain the rising incidence of autoimmune disease. *Autoimmun Rev*. 2015;14(6):479-489. doi:10.1016/j.autrev.2015.01.009.

95. Chassaing B, Koren O, Goodrich JK, et al. Dietary emulsifiers impact the mouse gut microbiota promoting colitis and metabolic syndrome. *Nature*. 2015;519(7541):92-96. doi:10.1038/nature14232.

96. Leung J, Crowe SE. Food allergy and food intolerance. *World Rev Nutr Diet*. 2015;111:76-81. doi:10.1159/000362302.

97. Sellmann C, Priebs J, Landmann M, et al. Diets rich in fructose, fat or fructose and fat alter intestinal barrier function and lead to the development of nonalcoholic fatty liver disease over time. *J Nutr Biochem*. 2015;26(11):1183-1192. doi:10.1016/j.jnutbio.2015.05.011.

98. Pendyala S, Walker JM, Holt PR. A High-Fat Diet Is Associated With Endotoxemia That Originates From the Gut. *Gastroenterology*. 2012;142(5):1100-1101.e2. doi:10.1053/j.gastro.2012.01.034.

99. Michielan A, D'Incà R. Intestinal Permeability in Inflammatory Bowel Disease: Pathogenesis, Clinical Evaluation, and Therapy of Leaky Gut. *Mediators Inflamm*. 2015;2015:628157. doi:10.1155/2015/628157.

100. Spruss A, Bergheim I. Dietary fructose and intestinal barrier: potential risk factor in the pathogenesis of nonalcoholic fatty liver disease. *J Nutr Biochem*. 2009;20(9):657-662. doi:10.1016/j.jnutbio.2009.05.006.

101. Suez J, Korem T, Zeevi D, et al. Artificial sweeteners induce glucose intolerance by altering the gut microbiota. *Nature*. 2014;514(7521):181-186. doi:10.1038/nature13793.

102. Holt RIG. Diagnosis, epidemiology and pathogenesis of diabetes mellitus: an update for psychiatrists. *Br J Psychiatry*. 2004;184(47):s55-s63. doi:10.1192/bjp.184.47.s55.

103. Ho MH-K, Wong WH-S, Chang C. Clinical Spectrum of Food Allergies: a Comprehensive Review. *Clin Rev Allergy Immunol*. 2014;46(3):225-240. doi:10.1007/s12016-012-8339-6.

104. Nowak-Wegrzyn A, Szajewska H, Lack G. Food allergy and the gut. *Nat Rev Gastroenterol Hepatol*. 2016;14(4):241-257. doi:10.1038/nrgastro.2016.187.

105. Atkinson W. Food elimination based on IgG antibodies in irritable bowel syndrome: a randomised controlled trial. *Gut*. 2004;53(10):1459-1464. doi:10.1136/gut.2003.037697.

106. Alpay K, Erta M, Orhan EK, Üstay DK, Lieners C, Baykan B. Diet restriction in migraine, based on IgG against foods: A clinical double-blind, randomised, cross-over trial. *Cephalalgia*. 2010;30(7):829-837. doi:10.1177/0333102410361404.

107. van Hemert S, Breedveld AC, Rovers JMP, et al. Migraine Associated with Gastrointestinal Disorders: Review of the Literature and Clinical Implications. *Front Neurol*. 2014;5(November):1-7. doi:10.3389/fneur.2014.00241.

108. Wang Y, Kasper LH. The role of microbiome in central nervous system disorders. *Brain Behav Immun*. 2014;38:1-

12. doi:10.1016/j.bbi.2013.12.015.

109. 亞東紀念醫院，「六成國人自己當藥師。最愛嗑止痛，感冒，腸胃藥」，https://goo.gl/83iJwS。

110. Schoenfeld AJ, Grady D. Adverse Effects Associated With Proton Pump Inhibitors. *JAMA Intern Med*. 2016;176(2):172. doi:10.1001/jamainternmed.2015.7927.

111. Lo W, Chan WW. Proton Pump Inhibitor Use and the Risk of Small Intestinal Bacterial Overgrowth: A Meta-analysis. *Clin Gastroenterol Hepatol*. 2013;11(5):483-490. doi:10.1016/j.cgh.2012.12.011.

112. Groschwitz KR, Hogan SP. Intestinal barrier function: Molecular regulation and disease pathogenesis. *J Allergy Clin Immunol*. 2009;124(1):3-20. doi:10.1016/j.jaci.2009.05.038.

113. König J, Wells J, Cani PD, et al. Human Intestinal Barrier Function in Health and Disease. *Clin Transl Gastroenterol*. 2016;7(10):e196. doi:10.1038/ctg.2016.54.

114. MULLIN JM, VALENZANO MC, WHITBY M, et al. Esomeprazole induces upper gastrointestinal tract transmucosal permeability increase. *Aliment Pharmacol Ther*. 2008;28(11-12):1317-1325. doi:10.1111/j.1365-2036.2008.03824.x.

115. Federico A, Dallio M, Godos J, Loguercio C, Salomone F. Targeting gut-liver axis for the treatment of nonalcoholic steatohepatitis: translational and clinical evidence. *Transl Res*. 2016;167(1):116-124. doi:10.1016/j.trsl.2015.08.002.

116. Untersmayr E. Anti-ulcer drugs promote IgE formation toward dietary antigens in adult patients. *FASEB J*. 2005;19(6):656-658. doi:10.1096/fj.04-3170fje.

117. Lebwohl B, Spechler SJ, Wang TC, Green PHR, Ludvigsson JF. Use of proton pump inhibitors and subsequent risk of celiac disease. *Dig Liver Dis*. 2014;46(1):36-40. doi:10.1016/j.dld.2013.08.128.

118. 元氣網，「二十大暢銷藥物排行　抗B肝藥連三年第一」，https://goo.gl/cZ1XY4。

119. Reimer C, Søndergaard B, Hilsted L, Bytzer P. Proton-Pump Inhibitor Therapy Induces Acid-Related Symptoms in Healthy Volunteers After Withdrawal of Therapy. *Gastroenterology*. 2009;137(1):80-87.e1. doi:10.1053/j.gastro.2009.03.058.

120. McColl KEL, Gillen D. Evidence That Proton-Pump Inhibitor Therapy Induces the Symptoms it Is Used to Treat. *Gastroenterology*. 2009;137(1):20-22. doi:10.1053/j.gastro.2009.05.015.

121. Bjarnason I, Takeuchi K. Intestinal permeability in the pathogenesis of NSAID-induced enteropathy. *J Gastroenterol*. 2009;44(S19):23-29. doi:10.1007/s00535-008-2266-6.

122. Turner JR. Intestinal mucosal barrier function in health and disease. *Nat Rev Immunol*. 2009;9(11):799-809. doi:10.1038/nri2653.

123. Becattini S, Taur Y, Pamer EG. Antibiotic-Induced Changes in the Intestinal Microbiota and Disease. *Trends Mol Med*. 2016;22(6):458-478. doi:10.1016/j.molmed.2016.04.003.

124. Keeney KM, Yurist-Doutsch S, Arrieta M-C, Finlay BB. Effects of Antibiotics on Human Microbiota and Subsequent Disease. *Annu Rev Microbiol*. 2014;68(1):217-235. doi:10.1146/annurev-micro-091313-103456.

125. News U，「民眾濫用抗生素，社區常見細菌就有抗藥性—超級細菌危機」，https://goo.gl/khPCNA。

126. WHO publishes list of bacteria for which new antibiotics are urgently needed. WHO. https://goo.gl/cWHbnT. Published 2017.

127. Purohit V, Bode JC, Bode C, et al. Alcohol, intestinal bacterial growth, intestinal permeability to endotoxin, and medical consequences: Summary of a symposium. *Alcohol*. 2008;42(5):349-361. doi:10.1016/j.alcohol.2008.03.131.

128. Ma TY, Nguyen D, Bui V, Nguyen H, Hoa N. Ethanol modulation of intestinal epithelial tight junction barrier. *Am J*

Physiol. 1999;276(4 Pt 1):G965-74. http://www.ncbi.nlm.nih.gov/pubmed/10198341.

129. Elamin EE, Masclee AA, Dekker J, Jonkers DM. Ethanol metabolism and its effects on the intestinal epithelial barrier. *Nutr Rev*. 2013;71(7):483-499. doi:10.1111/nure.12027.

130. University TM. 史丹佛大學－臺灣 ALDH2 基因與人類疾病研討會。http://blog.tmu.edu.tw/tmubt/012438.html.

131. 臺灣氣喘衛教學會，「塵蟎防治的馬偕經驗」，https://goo.gl/E0x2UC。

132. 臺灣環境有害生物管理協會，「塵蟎防治」，https://goo.gl/BSeOpw。

133. Tulic MK, Vivinus-Nébot M, Rekima A, et al. Presence of commensal house dust mite allergen in human gastrointestinal tract: a potential contributor to intestinal barrier dysfunction. *Gut*. 2016;65(5):757-766. doi:10.1136/gutjnl-2015-310523.

134. Wildenberg ME, van den Brink GR. House dust mite: a new player in intestinal inflammation? *Gut*. 2016;65(5):727-728. doi:10.1136/gutjnl-2015-311042.

135. Tang K-T, Ku K-C, Chen D-Y, Lin C-H, Tsuang B-J, Chen Y-H. Adult atopic dermatitis and exposure to air pollutants—a nationwide population-based study. *Ann Allergy, Asthma Immunol*. 2017;118(3):351-355. doi:10.1016/j.anai.2016.12.005.

136. Salim SY, Kaplan GG, Madsen KL. Air pollution effects on the gut microbiota. *Gut Microbes*. 2014;5(2):215-219. doi:10.4161/gmic.27251.

137. Shah AS, Langrish JP, Nair H, et al. Global association of air pollution and heart failure: a systematic review and meta-analysis. *Lancet*. 2013;382(9897):1039-1048. doi:10.1016/S0140-6736(13)60898-3.

138. Dhliwayo T, Palacios-Rojas N, Crossa J, Pixley K V. Effects of S Recurrent Selection for Provitamin A Carotenoid

Content for Three Open-Pollinated Maize Cultivars. *Crop Sci*. 2014;54(6):2449. doi:10.2135/cropsci2013.11.0764.

139. Brook RD, Rajagopalan S, Pope CA, et al. Particulate Matter Air Pollution and Cardiovascular Disease: An Update to the Scientific Statement From the American Heart Association. *Circulation*. 2010;121(21):2331-2378. doi:10.1161/CIR.0b013e3181dbece1.

140. Beelen R, Raaschou-Nielsen O, Stafoggia M, et al. Effects of long-term exposure to air pollution on natural-cause mortality: an analysis of 22 European cohorts within the multicentre ESCAPE project. *Lancet*. 2014;383(9919):785-795. doi:10.1016/S0140-6736(13)62158-3.

141. Feizabad E, Hossein-nezhad A, Maghbooli Z, Ramezani M, Hashemian R, Moattari S. Impact of air pollution on vitamin D deficiency and bone health in adolescents. *Arch Osteoporos*. 2017;12(1):34. doi:10.1007/s11657-017-0323-6.

142. ChinaTimes，「臺灣城市空品　排全球兩千兩百八十六名之後」，https://goo.gl/77aTDw。二〇一七年。

143. Zhai Q, Tian F, Zhao J, Zhang H, Narbad A, Chen W. Oral Administration of Probiotics Inhibits Absorption of the Heavy Metal Cadmium by Protecting the Intestinal Barrier. Goodrich-Blair H, ed. *Appl Environ Microbiol*. 2016;82(14):4429-4440. doi:10.1128/AEM.00695-16.

144. Braniste V, Jouault A, Gaultier E, et al. Impact of oral bisphenol A at reference doses on intestinal barrier function and sex differences after perinatal exposure in rats. *Proc Natl Acad Sci*. 2010;107(1):448-453. doi:10.1073/pnas.0907697107.

145. Bodin J, Stene LC, Nygaard UC. Can exposure to environmental chemicals increase the risk of diabetes type 1 development? *Biomed Res Int*. 2015;2015:208947. doi:10.1155/2015/208947.

146. de Punder K, Pruimboom L. Stress Induces Endotoxemia and Low-Grade Inflammation by Increasing Barrier

Permeability. *Front Immunol*. 2015;6(MAY):1-12. doi:10.3389/fimmu.2015.00223.

147. Vanuytsel T, van Wanrooy S, Vanheel H, et al. Psychological stress and corticotropin-releasing hormone increase intestinal permeability in humans by a mast cell-dependent mechanism. *Gut*. 2014;63(8):1293-1299. doi:10.1136/gutjnl-2013-305690.

148. Lamprecht M, Frauwallner A. Exercise, intestinal barrier dysfunction and probiotic supplementation. *Med Sport Sci*. 2012;59:47-56. doi:10.1159/000342169.

149. Lambert G, Lang J, Bull A, et al. Fluid Restriction during Running Increases GI Permeability. *Int J Sports Med*. 2008;29(3):194-198. doi:10.1055/s-2007-965163.

150. de Oliveira EP, Burini RC, Jeukendrup A. Gastrointestinal Complaints During Exercise: Prevalence, Etiology, and Nutritional Recommendations. *Sport Med*. 2014;44(S1):79-85. doi:10.1007/s40279-014-0153-2.

151. Huber M, Knottnerus JA, Green L, et al. How should we define health? *BMJ*. 2011;343(jul26 2):d4163-d4163. doi:10.1136/bmj.d4163.

152. Chen J, Cheng J, Liu Y, et al. Associations between breakfast eating habits and health-promoting lifestyle, suboptimal health status in Southern China: a population based, cross sectional study. *J Transl Med*. 2014;12(1):348. doi:10.1186/s12967-014-0348-1.

153. 政府資料開放平臺，「國人全民健康保險就醫疾病資訊」，http://data.gov.tw/node/9403。二〇一六年。

154. 衛生福利部中央健康保險署，「如何做個聰明的全民健保被保險人」，https://goo.gl/cdy6CF。二〇一二年。

155. Malhotra A, Redberg RF, Meier P. Saturated fat does not clog the arteries: coronary heart disease is a chronic inflammatory condition, the risk of which can be effectively reduced from healthy lifestyle interventions. *Br J*

Sports Med. 2017;1(0):bjsports-2016-097285. doi:10.1136/bjsports-2016-097285.

156. Micha R, Peñalvo JL, Cudhea F, Imamura F, Rehm CD, Mozaffarian D. Association Between Dietary Factors and Mortality From Heart Disease, Stroke, and Type 2 Diabetes in the United States. *JAMA*. 2017;317(9):912. doi:10.1001/jama.2017.0947.
157. Minocha R. Let Food Be Thy Medicine. *JAMA Dermatology*. 2015;151(10):1112. doi:10.1001/jamadermatol.2015.0450.
158. David S. Ludwig. What is the ideal New Year's resolution for losing weight? | Harvard Public Health Magazine | Harvard T.H. Chan School of Public Health. https://goo.gl/38xTmc. Published 2017.
159. Denis MC, Furtos A, Dudonné S, et al. Apple Peel Polyphenols and Their Beneficial Actions on Oxidative Stress and Inflammation. Kaveri S, ed. *PLoS One*. 2013;8(1):e53725. doi:10.1371/journal.pone.0053725.
160. Kunkel SD, Elmore CJ, Bongers KS, et al. Ursolic Acid Increases Skeletal Muscle and Brown Fat and Decreases Diet-Induced Obesity, Glucose Intolerance and Fatty Liver Disease. Müller M, ed. *PLoS One*. 2012;7(6):e39332. doi:10.1371/journal.pone.0039332.
161. Ravn-Haren G, Dragsted LO, Buch-Andersen T, et al. Intake of whole apples or clear apple juice has contrasting effects on plasma lipids in healthy volunteers. *Eur J Nutr*. 2013;52(8):1875-1889. doi:10.1007/s00394-012-0489-z.
162. Wojcicki JM, Heyman MB. Reducing Childhood Obesity by Eliminating 100% Fruit Juice. *Am J Public Health*. 2012;102(9):1630-1633. doi:10.2105/AJPH.2012.300719.
163. Muraki I, Imamura F, Manson JE, et al. Fruit consumption and risk of type 2 diabetes: results from three prospective longitudinal cohort studies. *BMJ*. 2013;347(aug28 1):f5001-f5001. doi:10.1136/bmj.f5001.
164. Chen H, Iinuma M, Onozuka M, Kubo K-Y. Chewing Maintains Hippocampus-Dependent Cognitive Function. *Int*

J Med Sci. 2015;12(6):502-509. doi:10.7150/ijms.11911.

165. 衛生福利部國民健康署，「蔬食環保餐——國健署一〇四年健康行為危險因子監測調查」，https://goo.gl/qA70yq。

166. David LA, Maurice CF, Carmody RN, et al. Diet rapidly and reproducibly alters the human gut microbiome. *Nature*. 2014;505(7484):559-563. doi:10.1038/nature12820.

167. O'Keefe JH, Gheewala NM, O'Keefe JO. Dietary Strategies for Improving Post-Prandial Glucose, Lipids, Inflammation, and Cardiovascular Health. *J Am Coll Cardiol*. 2008;51(3):249-255. doi:10.1016/j.jacc.2007.10.016.

168. Marchesi JR, Adams DH, Fava F, et al. The gut microbiota and host health: a new clinical frontier. *Gut*. 2016;65(2):330-339. doi:10.1136/gutjnl-2015-309990.

169. Conlon M, Bird A. The Impact of Diet and Lifestyle on Gut Microbiota and Human Health. *Nutrients*. 2015;7(1):17-44. doi:10.3390/nu7010017.

170. Shukla AP, Iliescu RG, Thomas CE, Aronne LJ. Food Order Has a Significant Impact on Postprandial Glucose and Insulin Levels: Table 1. *Diabetes Care*. 2015;38(7):e98-e99. doi:10.2337/dc15-0429.

171. Bisgaard H, Stokholm J, Chawes BL, et al. Fish Oil–Derived Fatty Acids in Pregnancy and Wheeze and Asthma in Offspring. *N Engl J Med*. 2016;375(26):2530-2539. doi:10.1056/NEJMoa1503734.

172. Basson A, Trotter A, Rodriguez-Palacios A, Cominelli F. Mucosal Interactions between Genetics, Diet, and Microbiome in Inflammatory Bowel Disease. *Front Immunol*. 2016;7(August). doi:10.3389/fimmu.2016.00290.

173. Fasano A, Catassi C. Celiac Disease. *N Engl J Med*. 2012;25367(20):2419-2426. doi:10.1056/NEJMcp1113994.

174. Czaja-Bulsa G. Non coeliac gluten sensitivity – A new disease with gluten intolerance. *Clin Nutr*. 2015;34(2):189-194. doi:10.1016/j.clnu.2014.08.012.

175. Caio G, Volta U, Tovoli F, De Giorgio R. Effect of gluten free diet on immune response to gliadin in patients with non-celiac gluten sensitivity. *BMC Gastroenterol*. 2014;14(1):26. doi:10.1186/1471-230X-14-26.

176. Di Sabatino A, Volta U, Salvatore C, et al. Small Amounts of Gluten in Subjects With Suspected Nonceliac Gluten Sensitivity: A Randomized, Double-Blind, Placebo-Controlled, Cross-Over Trial. *Clin Gastroenterol Hepatol*. 2015;13(9):1604-1612.e3. doi:10.1016/j.cgh.2015.01.029.

177. Hollon J, Puppa E, Greenwald B, Goldberg E, Guerrerio A, Fasano A. Effect of Gliadin on Permeability of Intestinal Biopsy Explants from Celiac Disease Patients and Patients with Non-Celiac Gluten Sensitivity. *Nutrients*. 2015;7(3):1565-1576. doi:10.3390/nu7031565.

178. Karaku a-Juchnowicz H, Szachta P, Opolska A, et al. The role of IgG hypersensitivity in the pathogenesis and therapy of depressive disorders. *Nutr Neurosci*. 2017;20(2):110-118. doi:10.1179/1476830514Y.0000000158.

179. Aydinlar EI, Dikmen PY, Tiftikci A, et al. IgG-based elimination diet in migraine plus irritable bowel syndrome. *Headache*. 2013;53(3):514-525. doi:10.1111/j.1526-4610.2012.02296.x.

180. Onmus MY, Avcu EC, Saklamaz A. The Effect of Elimination Diet on Weight and Metabolic Parameters of Overweight or Obese Patients Who Have Food Intolerance. *J Food Nutr Res*. 2016;4(1):1-5. doi:10.12691/jfnr-4-1-1.

181. Wilders-Truschnig M, Mangge H, Lieners C, Gruber H-., Mayer C, März W. IgG Antibodies Against Food Antigens are Correlated with Inflammation and Intima Media Thickness in Obese Juveniles. *Exp Clin Endocrinol Diabetes*. 2008;116(4):241-245. doi:10.1055/s-2007-993165.

182. Ulluwishewa D, Anderson RC, McNabb WC, Moughan PJ, Wells JM, Roy NC. Regulation of tight junction permeability by intestinal bacteria and dietary components. *J Nutr*. 2011;141(5):769-776. doi:10.3945/

jn.110.135657.

183. Iraha A. Fucoidan enhances intestinal barrier function by upregulating the expression of claudin-1. *World J Gastroenterol*. 2013;19(33):5500. doi:10.3748/wjg.v19.i33.5500.

184. Wang B, Wu G, Zhou Z, et al. Glutamine and intestinal barrier function. *Amino Acids*. 2015;47(10):2143-2154. doi:10.1007/s00726-014-1773-4.

185. Teran JC, Mullen KD, McCullough AJ. Glutamine--a conditionally essential amino acid in cirrhosis? *Am J Clin Nutr*. 1995;62(5):897-900. http://www.ncbi.nlm.nih.gov/pubmed/7572733.

186. Walsh NP, Blannin AK, Robson PJ, Gleeson M. Glutamine, exercise and immune function. Links and possible mechanisms. *Sport Med*. 1998;26(3):177-191. http://www.ncbi.nlm.nih.gov/pubmed/9802174.

187. Amores-Sánchez MI, Medina MA. Glutamine, as a precursor of glutathione, and oxidative stress. *Mol Genet Metab*. 1999;67(2):100-105. doi:10.1006/mgme.1999.2857.

188. Lacey JM, Wilmore DW. Is glutamine a conditionally essential amino acid? *Nutr Rev*. 1990;48(8):297-309. http://www.ncbi.nlm.nih.gov/pubmed/2080048.

189. Peng X, Yan H, You Z, Wang P, Wang S. Effects of enteral supplementation with glutamine granules on intestinal mucosal barrier function in severe burned patients. *Burns*. 2004;30(2):135-139. doi:10.1016/j.burns.2003.09.032.

190. van der Hulst RR, van Kreel BK, von Meyenfeldt MF, et al. Glutamine and the preservation of gut integrity. *Lancet*. 1993;341(8857):1363-1365. doi:10.1016/0140-6736(93)90939-E.

191. Zuhl MN, Lanphere KR, Kravitz L, et al. Effects of oral glutamine supplementation on exercise-induced gastrointestinal permeability and tight junction protein expression. *J Appl Physiol*. 2014;116(2):183-191. doi:10.1152/japplphysiol.00646.2013.

192. Roohani N, Hurrell R, Kelishadi R, Schulin R. Zinc and its importance for human health: An integrative review. *J Res Med Sci*. 2013;18(2):144-157.

193. Amasheh M, Andres S, Amasheh S, Fromm M, Schulzke J-D. Barrier Effects of Nutritional Factors. *Ann N Y Acad Sci*. 2009;1165(1):267-273. doi:10.1111/j.1749-6632.2009.04063.x.

194. Giolo De Carvalho F, Rosa FT, Miguel Suen VM, Freitas EC, Padovan GJ, Marchini JS. Evidence of zinc deficiency in competitive swimmers. *Nutrition*. 2012;28(11-12):1127-1131. doi:10.1016/j.nut.2012.02.012.

195. Pae M, Meydani SN, Wu D. The role of nutrition in enhancing immunity in aging. *Aging Dis*. 2012;3(1):91-129. http://www.ncbi.nlm.nih.gov/pubmed/22500273.

196. Leitzmann MF, Stampfer MJ, Wu K, Colditz GA, Willett WC, Giovannucci EL. Zinc supplement use and risk of prostate cancer. *J Natl Cancer Inst*. 2003;95(13):1004-1007. http://www.ncbi.nlm.nih.gov/pubmed/12837837.

197. Quadro L, Gamble M V., Vogel S, et al. Retinol and Retinol Binding Protein: Gut Integrity and Circulating Immunoglobulins. *J Infect Dis*. 2000;182(s1):S97-S102. doi:10.1086/315920.

198. Duggan C, Gannon J, Walker WA. Protective nutrients and functional foods for the gastrointestinal tract. *Am J Clin Nutr*. 2002;75(5):789-808. http://www.ncbi.nlm.nih.gov/pubmed/11976152.

199. Brandtzaeg P. The gut as communicator between environment and host: Immunological consequences. *Eur J Pharmacol*. 2011;668(SUPPL. 1):S16-S32. doi:10.1016/j.ejphar.2011.07.006.

200. Hossain MI, Haque R, Mondal D, et al. Undernutrition, Vitamin A and Iron Deficiency Are Associated with Impaired Intestinal Mucosal Permeability in Young Bangladeshi Children Assessed by Lactulose/Mannitol Test. Bhutta ZA, ed. *PLoS One*. 2016;11(12):e0164447. doi:10.1371/journal.pone.0164447.

201. Lima AAM, Soares AM, Lima NL, et al. Effects of vitamin A supplementation on intestinal barrier function,

growth, total parasitic, and specific Giardia spp infections in Brazilian children: a prospective randomized, double-blind, placebo-controlled trial. *J Pediatr Gastroenterol Nutr*. 2010;50(3):309-315. http://www.ncbi.nlm.nih.gov/pubmed/20038852.

202. 侯榮原，王招治，〈健康新思維：維生素D是一種賀爾蒙〉，臺灣醫界，2016;59(2):9-14。

203. Assa A, Vong L, Pinnell LJ, Avitzur N, Johnson-Henry KC, Sherman PM. Vitamin D deficiency promotes epithelial barrier dysfunction and intestinal inflammation. *J Infect Dis*. 2014;210(8):1296-1305. doi:10.1093/infdis/jiu235.

204. Raftery T, Martineau AR, Greiller CL, et al. Effects of vitamin D supplementation on intestinal permeability, cathelicidin and disease markers in Crohn's disease: Results from a randomised double-blind placebo-controlled study. *United Eur Gastroenterol J*. 2015;3(3):294-302. doi:10.1177/2050640615572176.

205. Khayyat Y, Attar S. Vitamin D Deficiency in Patients with Irritable Bowel Syndrome: Does it Exist? *Oman Med J*. 2015;30(2):115-118. doi:10.5001/omj.2015.25.

206. Tazzyman S, Richards N, Trueman AR, et al. Vitamin D associates with improved quality of life in participants with irritable bowel syndrome: outcomes from a pilot trial. *BMJ Open Gastroenterol*. 2015;2(1):e000052. doi:10.1136/bmjgast-2015-000052.

207. Abbasnezhad A, Amani R, Hajiani E, Alavinejad P, Cheraghian B, Ghadiri A. Effect of vitamin D on gastrointestinal symptoms and health-related quality of life in irritable bowel syndrome patients: a randomized double-blind clinical trial. *Neurogastroenterol Motil*. 2016;28(10):1533-1544. doi:10.1111/nmo.12851.

208. Holick MF. Vitamin D deficiency. *N Engl J Med*. 2007;357(3):266-281. doi:10.1056/NEJMra070553.

209. 臺灣兒科醫學會，「嬰兒哺育建議」，https://goo.gl/BN2EaE。

210. Ciftci ON, Przybylski R, Rudzi ska M. Lipid components of flax, perilla, and chia seeds. *Eur J Lipid Sci Technol*.

2012;114(7):794-800. doi:10.1002/ejlt.201100207.

211. Simopoulos AP. Evolutionary aspects of diet, the omega-6/omega-3 ratio and genetic variation: nutritional implications for chronic diseases. *Biomed Pharmacother*. 2006;60(9):502-507. doi:10.1016/j.biopha.2006.07.080.

212. Simopoulos A. The importance of the ratio of omega-6/omega-3 essential fatty acids. *Biomed Pharmacother*. 2002;56(8):365-379. doi:10.1016/S0753-3322(02)00253-6.

213. Weaver KL, Ivester P, Seeds M, Case LD, Arm JP, Chilton FH. Effect of Dietary Fatty Acids on Inflammatory Gene Expression in Healthy Humans. *J Biol Chem*. 2009;284(23):15400-15407. doi:10.1074/jbc.M109.004861.

214. Simopoulos AP. Omega-3 fatty acids in inflammation and autoimmune diseases. *J Am Coll Nutr*. 2002;21(6):495-505.

215. Simopoulos AP. The Importance of the Omega-6/Omega-3 Fatty Acid Ratio in Cardiovascular Disease and Other Chronic Diseases. *Exp Biol Med*. 2008;233(6):674-688. doi:10.3181/0711-MR-311.

216. Riediger ND, Othman RA, Suh M, Moghadasian MH. A Systemic Review of the Roles of n-3 Fatty Acids in Health and Disease. *J Am Diet Assoc*. 2009;109(4):668-679. doi:10.1016/j.jada.2008.12.022.

217. Liu Y, Chen F, Odle J, et al. Fish oil enhances intestinal integrity and inhibits TLR4 and NOD2 signaling pathways in weaned pigs after LPS challenge. *J Nutr*. 2012;142(11):2017-2024. doi:10.3945/jn.112.164947.

218. Li Q, Zhang Q, Wang M, Zhao S, Xu G, Li J. n-3 polyunsaturated fatty acids prevent disruption of epithelial barrier function induced by proinflammatory cytokines. *Mol Immunol*. 2008;45(5):1356-1365. doi:10.1016/j.molimm.2007.09.003.

219. Tabbaa M, Golubic M, Roizen M, Bernstein A. Docosahexaenoic Acid, Inflammation, and Bacterial Dysbiosis in Relation to Periodontal Disease, Inflammatory Bowel Disease, and the Metabolic Syndrome. *Nutrients*.

2013;5(8):3299-3310. doi:10.3390/nu5083299.

220. Scott KP, Gratz SW, Sheridan PO, Flint HJ, Duncan SH. The influence of diet on the gut microbiota. *Pharmacol Res*. 2013;69(1):52-60. doi:10.1016/j.phrs.2012.10.020.

221. Willemsen LEM, Koetsier MA, Balvers M, Beermann C, Stahl B, van Tol EAF. Polyunsaturated fatty acids support epithelial barrier integrity and reduce IL-4 mediated permeability in vitro. *Eur J Nutr*. 2008;47(4):183-191. doi:10.1007/s00394-008-0712-0.

222. Bron PA, Kleerebezem M, Brummer R-J, et al. Can probiotics modulate human disease by impacting intestinal barrier function? *Br J Nutr*. 2017;117(1):93-107. doi:10.1017/S0007114516004037.

223. Kau AL, Ahern PP, Griffin NW, Goodman AL, Gordon JI. Human nutrition, the gut microbiome and the immune system. *Nature*. 2011;474(7351):327-336. doi:10.1038/nature10213.

224. Cleveland Clinic Newsroom. Cleveland Clinic Unveils Top 10 Medical Innovations Most Likely To Be Game Changers. https://goo.gl/akzrfE.

225. Cleveland Clinic Innovations. #1 The Microbiome to Prevent, Diagnose, and Treat Disease. https://goo.gl/5iI3i7.

226. Sanders ME, Lenoir-Wijnkoop I, Salminen S, et al. Probiotics and prebiotics: prospects for public health and nutritional recommendations. *Ann N Y Acad Sci*. 2014;1309(1):19-29. doi:10.1111/nyas.12377.

227. Uusitalo U, Liu X, Yang J, et al. Association of Early Exposure of Probiotics and Islet Autoimmunity in the TEDDY Study. *JAMA Pediatr*. 2016;170(1):20. doi:10.1001/jamapediatrics.2015.2757.

228. Akbari E, Asemi Z, Daneshvar Kakhaki R, et al. Effect of Probiotic Supplementation on Cognitive Function and Metabolic Status in Alzheimer's Disease: A Randomized, Double-Blind and Controlled Trial. *Front Aging Neurosci*. 2016;8(November):256. doi:10.3389/fnagi.2016.00256.

229. Johnston BC, Goldenberg JZ, Parkin PC. Probiotics and the Prevention of Antibiotic-Associated Diarrhea in Infants and Children. *JAMA*. 2016;316(14):1484-1485. doi:10.1001/jama.2016.11838.
230. International Scientific Association for Probiotics and Prebiotics. Probiotics: A Consumer Guide for Making Smart Choices. 2016. http://isappscience.org/.
231. Lamprecht M, Bogner S, Schippinger G, et al. Probiotic supplementation affects markers of intestinal barrier, oxidation, and inflammation in trained men; a randomized, double-blinded, placebo-controlled trial. *J Int Soc Sports Nutr*. 2012;9(1):45. doi:10.1186/1550-2783-9-45.
232. Tillisch K, Labus J, Kilpatrick L, et al. Consumption of Fermented Milk Product With Probiotic Modulates Brain Activity. *Gastroenterology*. 2013;144(7):1394-1401.e4. doi:10.1053/j.gastro.2013.02.043.
233. Sandhu K V., Sherwin E, Schellekens H, Stanton C, Dinan TG, Cryan JF. Feeding the microbiota-gut-brain axis: diet, microbiome, and neuropsychiatry. *Transl Res*. 2017;179:223-244. doi:10.1016/j.trsl.2016.10.002.
234. Hill C, Guarner F, Reid G, et al. Expert consensus document: The International Scientific Association for Probiotics and Prebiotics consensus statement on the scope and appropriate use of the term probiotic. *Nat Rev Gastroenterol Hepatol*. 2014;11(8):506-514. doi:10.1038/nrgastro.2014.66.
235. Tompkins T, Mainville I, Arcand Y. The impact of meals on a probiotic during transit through a model of the human upper gastrointestinal tract. *Benef Microbes*. 2011;2(4):295-303. doi:10.3920/BM2011.0022.
236. Marco ML, Heeney D, Binda S, et al. Health benefits of fermented foods: microbiota and beyond. *Curr Opin Biotechnol*. 2017;44:94-102. doi:10.1016/j.copbio.2016.11.010.
237. 全民健康基金會，「膳食纖維，你吃夠了嗎？」，https://goo.gl/7Zxogj。二〇一五年。
238. Slavin J. Fiber and Prebiotics: Mechanisms and Health Benefits. *Nutrients*. 2013;5(4):1417-1435. doi:10.3390/

nu5041417.

239. Kieffer DA, Martin RJ, Adams SH. Impact of Dietary Fibers on Nutrient Management and Detoxification Organs: Gut, Liver, and Kidneys. *Adv Nutr An Int Rev J*. 2016;7(6):1111-1121. doi:10.3945/an.116.013219.

240. Hume MP, Nicolucci AC, Reimer RA. Prebiotic supplementation improves appetite control in children with overweight and obesity: a randomized controlled trial. *Am J Clin Nutr*. 2017;105(4):790-799. doi:10.3945/ajcn.116.140947.

241. Cockburn DW, Koropatkin NM. Polysaccharide Degradation by the Intestinal Microbiota and Its Influence on Human Health and Disease. *J Mol Biol*. 2016;428(16):3230-3252. doi:10.1016/j.jmb.2016.06.021.

242. Leonel AJ, Alvarez-Leite JI. Butyrate. *Curr Opin Clin Nutr Metab Care*. 2012;15(5):474-479. doi:10.1097/MCO.0b013e32835665fa.

243. Suzuki T, Yoshida S, Hara H. Physiological concentrations of short-chain fatty acids immediately suppress colonic epithelial permeability. *Br J Nutr*. 2008;100(2):297-305. doi:10.1017/S0007114508888733.

244. Ríos-Covián D, Ruas-Madiedo P, Margolles A, Gueimonde M, de los Reyes-Gavilán CG, Salazar N. Intestinal Short Chain Fatty Acids and their Link with Diet and Human Health. *Front Microbiol*. 2016;7(February):1-9. doi:10.3389/fmicb.2016.00185.

245. 張惠萍，〈植化素的攝取與長期管灌食〉，*Taiwan J Diet*，2010;2(1):1-6。

246. Després J-P, Lemieux I. Abdominal obesity and metabolic syndrome. *Nature*. 2006;444(7121):881-887. doi:10.1038/nature05488.

247. Suzuki T, Hara H. Quercetin enhances intestinal barrier function through the assembly of zonula [corrected] occludens-2, occludin, and claudin-1 and the expression of claudin-4 in Caco-2 cells. *J Nutr*. 2009;139(5):965-974.

248. Suzuki T, Hara H. Role of flavonoids in intestinal tight junction regulation. *J Nutr Biochem*. 2011;22(5):401-408. doi:10.1016/j.jnutbio.2010.08.001.
249. Martin F-PJ, Rezzi S, Peré-Trepat E, et al. Metabolic Effects of Dark Chocolate Consumption on Energy, Gut Microbiota, and Stress-Related Metabolism in Free-Living Subjects. *J Proteome Res*. 2009;8(12):5568-5579. doi:10.1021/pr900607v.
250. Wu S-J, Don T-M, Lin C-W, Mi F-L. Delivery of Berberine Using Chitosan/Fucoidan-Taurine Conjugate Nanoparticles for Treatment of Defective Intestinal Epithelial Tight Junction Barrier. *Mar Drugs*. 2014;12(11):5677-5697. doi:10.3390/md12115677.
251. Yang G, Bibi S, Du M, Suzuki T, Zhu M-J. Regulation of the intestinal tight junction by natural polyphenols: a mechanistic perspective. *Crit Rev Food Sci Nutr*. 2016;8398(April):00-00. doi:10.1080/10408398.2016.1152230.
252. Gong J, Hu M, Huang Z, et al. Berberine Attenuates Intestinal Mucosal Barrier Dysfunction in Type 2 Diabetic Rats. *Front Pharmacol*. 2017;8(February):42. doi:10.3389/fphar.2017.00042.
253. Yan H-M, Xia M-F, Wang Y, et al. Efficacy of Berberine in Patients with Non-Alcoholic Fatty Liver Disease. Ye J, ed. *PLoS One*. 2015;10(8):e0134172. doi:10.1371/journal.pone.0134172.
254. Zhang Z, Zhang H, Li B, et al. Berberine activates thermogenesis in white and brown adipose tissue. *Nat Commun*. 2014;5:5493. doi:10.1038/ncomms6493.
255. Hwang P-A, Phan NN, Lu W-J, Hieu BTN, Lin Y-C. Low-molecular-weight fucoidan and high-stability fucoxanthin from brown seaweed exert prebiotics and anti-inflammatory activities in Caco-2 cells. *Food Nutr Res*. 2016;60(1):32033. doi:10.3402/fnr.v60.32033.
256. Fitton JH. Therapies from Fucoidan; Multifunctional Marine Polymers. *Mar Drugs*. 2011;9(12):1731-1760.

doi:10.3390/md9101731.

257. Fitton J, Stringer D, Karpiniec S. Therapies from Fucoidan: An Update. *Mar Drugs*. 2015;13(9):5920-5946. doi:10.3390/md13095920.

258. ScienceDaily. A toddler with type 2 diabetes. https://goo.gl/Rgyfpr.

259. Florence MD, Asbridge M, Veugelers PJ. Diet Quality and Academic Performance. *J Sch Health*. 2008;78(4):209-215. doi:10.1111/j.1746-1561.2008.00288.x.

260. Kerr CA, Grice DM, Tran CD, et al. Early life events influence whole-of-life metabolic health via gut microflora and gut permeability. *Crit Rev Microbiol*. 2015;41(3):326-340. doi:10.3109/1040841X.2013.837863.

261. Eijsvogels TMH, Thompson PD. Exercise Is Medicine. *JAMA*. 2015;314(18):1915. doi:10.1001/jama.2015.10858.

262. Cronin O, Molloy MG, Shanahan F. Exercise, fitness, and the gut. *Curr Opin Gastroenterol*. 2016;32(2):67-73. doi:10.1097/MOG.0000000000000240.

263. Zuhl M, Schneider S, Lanphere K, Conn C, Dokladny K, Moseley P. Exercise regulation of intestinal tight junction proteins. *Br J Sports Med*. 2014;48(12):980-986. doi:10.1136/bjsports-2012-091585.

264. AppleDaily，「每天坐九小時，四成上班族面臨心血管疾病風險」，https://goo.gl/LCycit。

265. Heymsfield SB, Wadden TA. Mechanisms, Pathophysiology, and Management of Obesity. Longo DL, ed. *N Engl J Med*. 2017;376(3):254-266. doi:10.1056/NEJMra1514009.

266. Stringhini S, Carmeli C, Jokela M, et al. Socioeconomic status and the 25 × 25 risk factors as determinants of premature mortality: a multicohort study and meta-analysis of 1 · 7 million men and women. *Lancet*. 2017;389(10075):1229-1237. doi:10.1016/S0140-6736(16)32380-7.

267. World Health Organization. Physical Activity and Adults. https://goo.gl/Lj95I3.

268. Buckley JP, Hedge A, Yates T, et al. The sedentary office: an expert statement on the growing case for change towards better health and productivity. *Br J Sports Med*. 2015;49(21):1357-1362. doi:10.1136/bjsports-2015-094618.

269. University of California San Francisco. Study Links Shorter Sleep and Sugar-Sweetened Drink Consumption. https://goo.gl/KJrydV. Published 2016.

270. Al Khatib HK, Harding S V, Darzi J, Pot GK. The effects of partial sleep deprivation on energy balance: a systematic review and meta-analysis. *Eur J Clin Nutr*. 2017;71(5):614-624. doi:10.1038/ejcn.2016.201.

271. Tasali E, Chapotot F, Wroblewski K, Schoeller D. The effects of extended bedtimes on sleep duration and food desire in overweight young adults: a home-based intervention. *Appetite*. 2014;80:220-224. doi:10.1016/j.appet.2014.05.021.

272. Yu JH, Yun C-H, Ahn JH, et al. Evening Chronotype Is Associated With Metabolic Disorders and Body Composition in Middle-Aged Adults. *J Clin Endocrinol Metab*. 2015;100(4):1494-1502. doi:10.1210/jc.2014-3754.

273. Franckle RL, Falbe J, Gortmaker S, et al. Insufficient sleep among elementary and middle school students is linked with elevated soda consumption and other unhealthy dietary behaviors. *Prev Med (Baltim)*. 2015;74:36-41. doi:10.1016/j.ypmed.2015.02.007.

274. Taveras EM, Gillman MW, Peña M-M, Redline S, Rifas-Shiman SL. Chronic sleep curtailment and adiposity. *Pediatrics*. 2014;133(6):1013-1022. doi:10.1542/peds.2013-3065.

275. Chen C-Q. Distribution, function and physiological role of melatonin in the lower gut. *World J Gastroenterol*. 2011;17(34):3888. doi:10.3748/wjg.v17.i34.3888.

276. Swanson GR, Gorenz A, Shaikh M, et al. Decreased melatonin secretion is associated with increased intestinal

permeability and marker of endotoxemia in alcoholics. *Am J Physiol - Gastrointest Liver Physiol*. 2015;308(12):G1004-G1011. doi:10.1152/ajpgi.00002.2015.

277. Song GH. Melatonin improves abdominal pain in irritable bowel syndrome patients who have sleep disturbances: a randomised, double blind, placebo controlled study. *Gut*. 2005;54(10):1402-1407. doi:10.1136/gut.2004.062034.

278. Mulder H, Nagorny CLF, Lyssenko V, Groop L. Melatonin receptors in pancreatic islets: good morning to a novel type 2 diabetes gene. *Diabetologia*. 2009;52(7):1240-1249. doi:10.1007/s00125-009-1359-y.

279. Nduhirabandi F, du Toit EF, Lochner A. Melatonin and the metabolic syndrome: a tool for effective therapy in obesity-associated abnormalities? *Acta Physiol*. 2012;205(2):209-223. doi:10.1111/j.1748-1716.2012.02410.x.

280. Korkmaz A, Reiter R. Melatonin:An Established Antioxidant Worthy of Use in Clinical Trials. *Mol Med*. 2008;15(1-2):1. doi:10.2119/molmed.2008.00117.

281. Srinivasan V, Spence DW, Pandi-Perumal SR, Trakht I, Cardinali DP. Therapeutic Actions of Melatonin in Cancer: Possible Mechanisms. *Integr Cancer Ther*. 2008;7(3):189-203. doi:10.1177/1534735408322846.

282. Chang Y-S, Lin M-H, Lee J-H, et al. Melatonin Supplementation for Children With Atopic Dermatitis and Sleep Disturbance. *JAMA Pediatr*. 2016;170(1):35. doi:10.1001/jamapediatrics.2015.3092.

283. Blask DE. Melatonin, sleep disturbance and cancer risk. *Sleep Med Rev*. 2009;13(4):257-264. doi:10.1016/j.smrv.2008.07.007.

284. Hart A, Kamm MA. Mechanisms of initiation and perpetuation of gut inflammation by stress. *Aliment Pharmacol Ther*. 2002;16(12):2017-2028. doi:10.1046/j.1365-2036.2002.01359.x.

285. 董氏基金會，華文戒菸網，「吸菸與癌症」，https://goo.gl/iw4WP8。

286. Zuo L, Li Y, Wang H, et al. Cigarette smoking is associated with intestinal barrier dysfunction in the small intestine

but not in the large intestine of mice. *J Crohn's Colitis*. 2014;8(12):1710-1722. doi:10.1016/j.crohns.2014.08.008.

287. 董氏基金會，華文戒菸網，「吸菸與癌症」，https://goo.gl/wDNe8L。

288. World Health Organization. How can I drink alcohol safely? https://goo.gl/Yd3OEo.

289. Corder R, Mullen W, Khan NQ, et al. Oenology: Red wine procyanidins and vascular health. *Nature*. 2006;444(7119):566-566. doi:10.1038/444566a.

290. Forsyth CB, Voigt RM, Burgess HJ, Swanson GR, Keshavarzian A. Circadian rhythms, alcohol and gut interactions. *Alcohol*. 2015;49(4):389-398. doi:10.1016/j.alcohol.2014.07.021.

291. Voigt RM, Forsyth CB, Green SJ, et al. Circadian Disorganization Alters Intestinal Microbiota. Cermakian N, ed. *PLoS One*. 2014;9(5):e97500. doi:10.1371/journal.pone.0097500.

292. Leone V, Gibbons SM, Martinez K, et al. Effects of Diurnal Variation of Gut Microbes and High-Fat Feeding on Host Circadian Clock Function and Metabolism. *Cell Host Microbe*. 2015;17(5):681-689. doi:10.1016/j.chom.2015.03.006.

293. TIME Magazine Cover. Why Your DNA Isn't Your Destiny - Jan. 18, 2010 - Genetics - DNA - Health & Medicine. https://goo.gl/hM31Dl.

294. Khera A V., Emdin CA, Drake I, et al. Genetic Risk, Adherence to a Healthy Lifestyle, and Coronary Disease. *N Engl J Med*. 2016;375(24):2349-2358. doi:10.1056/NEJMoa1605086.

295. O'Bryan T. *The Autoimmune Fix: How to Stop the Hidden Autoimmune Damage That Keeps You Sick, Fat, and Tired Before It Turns Into Disease*. Rodale Books; 2016.

CARE 系列 030

腸漏，發炎的關鍵

作　者—吳佳鴻
食譜示範—柳雅馨
主　編—邱憶伶
責任編輯—陳詠瑜
責任企畫—葉蘭芳
封面設計—李莉君
內頁設計—張靜怡
插　畫—GUMA

董 事 長—趙政岷
出 版 者—時報文化出版企業股份有限公司
108019台北市和平西路三段二四〇號三樓
發行專線—（〇二）二三〇六—六八四二
讀者服務專線—〇八〇〇—二三一—七〇五
（〇二）二三〇四—七一〇三
讀者服務傳真—（〇二）二三〇四—六八五八
郵撥—一九三四四七二四時報文化出版公司
信箱—10899台北華江橋郵局第九十九信箱

時報悅讀網—http://www.readingtimes.com.tw
電子郵件信箱—newstudy@readingtimes.com.tw
時報出版愛讀者粉絲團—https://www.facebook.com/readingtimes.2
法律顧問—理律法律事務所陳長文律師、李念祖律師
印　刷—勁達印刷有限公司
初版一刷—二〇一七年六月三十日
初版十刷—二〇二四年八月二十八日
定　價—新臺幣三五〇元

時報文化出版公司成立於一九七五年，
並於一九九九年股票上櫃公開發行，於二〇〇八年脫離中時集團非屬旺中，
以「尊重智慧與創意的文化事業」為信念。

腸漏，發炎的關鍵 / 吳佳鴻作 . -- 初版 . -- 臺北市 :
時報文化 , 2017.06
240 面 ; 14.8×21 公分 . --（CARE 系列 ; 30）

ISBN 978-957-13-7044-6（平裝）

1. 腸道病毒　2. 保健常識

415.55　　106009128

ISBN 978-957-13-7044-6
Printed in Taiwan